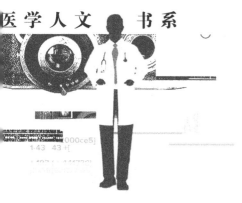

医学人文 书系

●张大庆 著

ZHUIXUN
YIXUE DE
RENWEN JIAZHI

追寻
医学的
人文价值

U0232871

长江出版传媒
Changjiang Publishing & Media

湖北科学技术出版社
HUBEI SCIENCE & TECHNOLOGY PRESS

图书在版编目（ＣＩＰ）数据

追寻医学的人文价值/张大庆著. —武汉：湖北科学技术出版社，
2019.6
（医学人文书系）
ISBN 978-7-5706-0271-1

Ⅰ．①医… Ⅱ．①张… Ⅲ．①医学—人文科学 Ⅳ.①R-05

中国版本图书馆 CIP 数据核字(2018)第 096344 号

策　　划：黄国香	责任校对：傅　玲	
责任编辑：黄国香	封面设计：喻　杨	

出版发行：湖北科学技术出版社　　　　　　电话：027-87679468
地　　址：武汉市雄楚大街 268 号　　　　　邮编：430070
　　　　　（湖北出版文化城 B 座 13-14 层）
网　　址：http://www.hbstp.com.cn
印　　刷：湖北新华印务有限公司　　　　　邮编：430034
督　　印：王冬生

700×1000　　　　1/16　　　　13 印张　　　　150 千字
2019 年 6 月第 1 版　　　　　　2019 年 6 月第 1 次印刷
定价：68.00 元

前　言

　　医学人文从医学、历史、哲学、文学、艺术等视角来审视健康、疾病、生命、死亡、疼痛、衰老等问题，旨在研究和阐释医学实践的性质、目的和价值，寻求对生命现象的科学理解和对个体经验的人文理解的整合，主张跨越医学与人文学科之间的藩篱，促进多学科、跨学科的教育与研究，从而使得人类获得最好的医疗保健服务。

　　2008 年，北京大学成立全国首家医学人文研究院。医学人文研究院的一个使命，是秉承中、西方悠久的医学文化传统，积极推动医学科学与人文社会科学的对话与融合、探讨与阐释当代医学技术医疗服务和卫生保健事业所面临的社会、伦理、法律等问题；另一个使命，是为中国的医学教育和医疗卫生事业的改革发展提供理论支持及实证研究。在韩启德院士的倡导和关怀及北京大学医学部领导的支持下，医学人文研究院自 2008 年成立至今，通过大家积极的努力，形成了学科齐全、整体实力雄厚的医学人文教育与研究集体，拥有了一批在国内相关领域里具有重要影响力的专家学者，带动了我国医学人文学科的建设和发展，并在国际上确立了自己的地位，拥有了较高的学术影响力。

　　医学是最具人文精神传统的一门学科，只是由于现代医学技术的迅速发展，人们更多地期待通过医疗技术来解决所有的问题。不过，随着时间的推移，人们认识到，在人类的生老病死问题上，仅仅有技术解决方案是不够的，还需要寻找有价值的解释策略。人们在享受医学技术提供服务的同时，也对医学技术的非人性化趋势提出了越来越多的批评。在这种医学技术迅猛发展的背景下兴起的技术至善主义，是导致医学人文传统断裂的主要原因之一，而随着高新技术的广泛应用，其导致的风险与伤害日益引起人们的警惕。人们业已清醒地认识到，医学技术与人文关怀两者既不可或缺，又不能相互代替，而需要保持一种平衡和必要的张力。

作为从事医学史和医学人文教育与研究的一份子，笔者多年关注医学技术的发展及其所引发的社会文化问题，并在报刊、杂志上发表随笔、杂谈和书评，本书便是这类文章的一个汇集。感谢湖北科学技术出版社黄国香博士为本书的出版提出的宝贵意见与建议。

编者

2019 年 2 月

目　　录

第一章 医学源流

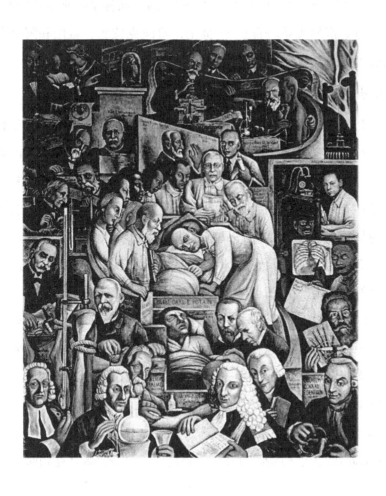

一、西 医 溯 源

现代医学通常被称为西医，而西医又通常可回溯到古希腊医学。不过古希腊医学与其说更接近西医，还不如说更类似中医，都属于传统医学。如同古代中医学一样，古希腊罗马医学也是通过师徒传承，从而医疗的智慧与经验得以积累、延续与发扬。中世纪之后，医学成为了大学体制的一部分，大学设有医学、法学和神学 3 个学院，培养社会所需的专门人才。医学院讲授各门自然知识，探究人与自然的关系，法学院讲授社会知识，探究人与社会的关系，而神学院则讲授宗教知识，探究人与上帝的关系。直至 18 世纪，希波克拉底、盖伦和阿维森纳的学说依然是医学教育和临床治疗的基础。

1. 古希腊的医理与医术

医生作为一种最古老的职业，从业者不仅需要研习自然科学和诊疗技艺，而且也需要严格遵守行业的行为准则，承担为患者服务的责任。著名的《希波克拉底誓言》是古代西方医学的职业理想。希波克拉底要求那些有志于从事医疗服务的人，既要掌握必要的知识，也要具备高尚的品德道德。他认为，只有那些满足了习医的所有要求并通过努力实践而获得了真正诊疗艺术的人，才能"不仅在名义上而且在实质上被尊称为医生"。图 1-1 为文艺复兴时期的医学教科书。

古代医生们不断积累与丰富医治病痛的经验，同时也试图解释导致疾病的原因。如希波克拉底提出疾病的起因在于身体内体液平衡的紊乱；希洛菲利（Hierophilus）提出疾病的起因在于体液的变质；埃拉西斯拉特（Erasistratus）认为疾病源自动脉中的血液腐败；阿斯克雷比亚德（Asclepiades）主张疾病源自流入毛孔的不可见的原子；阿尔克马翁（Alcmaeon）则相信疾病源自我们身体能量的缺乏；迪奥克勒斯（Diocles）

认为疾病源自身体各要素的不平衡和我们呼吸空气的质量较差；还有医生认为疾病是由于我们摄入的食物不充足、粗粝或腐败所导致的。古代医生依靠经验研究，如观察资料的系统收集和比较、个体病案史的详细记录，来建构医学理论的基本概念与解释框架。图 1-2 为希腊化时期部分名医。

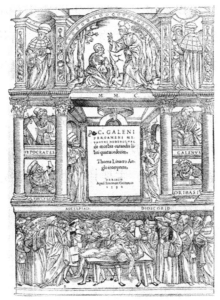

图 1-1　文艺复兴时期的医学教科书

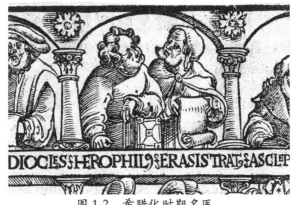

图 1-2　希腊化时期名医

迪奥克勒斯、希洛菲利、埃拉西斯拉特和阿斯克雷比亚德

不过，从医疗实践上看，在相当长的历史时期里，医生们并没有因为解释疾病的知识不断增加而获得充分有效的药物与疗法，直至 19 世纪，放血、通便、催吐等传统治疗方法依然是医生们最常用的。由于医术的局限性，古代医生更加重视患者自身的自愈力。中世纪哲学家阿奎那认为，健康有时是借助一种外在的动力即医术而取得的；有时是借助内在的动力而得以恢复。因此医生的作用是增强自然之功，借用了自然为其自身目的而提供的食物和药物。"自然自愈力"是以希波克拉底为代表的古典医学的基石。因此，希波克拉底非常重视调理患者的摄生法，特别是饮食成分、身体锻炼和一般生活环境方面。即使在急性病的治疗中，希波克拉底也是首先求助于摄生法，开列出替换饮食或特殊的饮食事项。希波克拉底认为，医药或药物执行的是辅助功能。外科总是最后的退路，主要用于损伤的治疗，而不用于能通过摄生法和药物治疗的疾病。

古罗马著名医学家盖伦也认为治疗艺术的要义，是模仿自然本身赋予健康和治疗疾病的能力。他批评伊壁鸠鲁的原子论，因为他们把身体看作一具复杂的机械。当它出故障时，它需要一个机械维修工去修理它。而盖伦则主张，生命体是一个有机整体，不是原子的集合或各部件连接而成的系统。盖伦认为，自然不是通过施加部分对部分的外在影响，而是通过它执行自然功能和产生自然效应的能力来发挥作用的。盖伦称自然是艺术家，自然是有智慧和有目的的工作，不是盲目的和随机的。真正的医术借用来自"自然之艺术"的方法。因此，医生是自然的仆人而不是主宰。盖伦的著名格言"自然不做无用功"是古代医学的哲学基础。盖伦的目的论对 17 世纪哈维关注心脏的结构、运动及其功能，以及它与肺的关系并建立血液循环理论具有启发作用（图 1-3）。

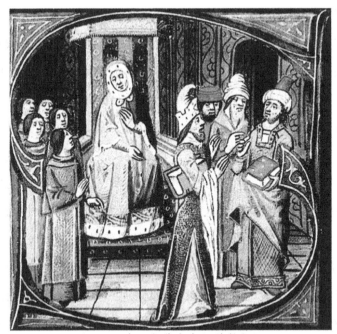

图 1-3　盖伦向学生介绍药物知识

2. 古希腊的疾病观

希波克拉底将人在健康状况下的外表形象作为标准来辨别疾病的可见征象。他尤其重视观察患者的面容，并将之作为判断患者预后的重要参照。他认为患者若面色与健康人一样，或者与他平时一样，则是好兆头；若出现鼻子尖削、眼窝凹陷、双耳皱缩、面部皮肤发硬而紧缩、干燥、面色晦黄等表现，则被称为"希波克拉底面容"，是预后不良的征兆。若出现眼睑、嘴唇或鼻子歪斜、发绀，则预示患者已濒临死亡。此外，患者的姿势也可作为医生判断病情的一个指标。患者倚靠的姿势与健康身体的正常姿势相类似时，整个身体以一种松弛状态躺着，是一种有利康复的征象；若发现患者弯腰驼背、仰卧时双脚不能放在床上，或双腿伸开、双脚裸露冰冷，均不是好征兆。

医学史也是疾病分类的不断细化和疾病特定原因不断发现的历史。

疾病原因既有内部的也有外部的，既有体质性原因也有应激性原因。与中医学类似，古希腊医学也通过大宇宙和小宇宙之间的联系来解释与分类疾病。例如，希波克拉底在《气候水土论》中指出，医生应了解气候、水质、风向、土壤、城市方位等对健康的影响，应了解当地人的生活方式、生活习惯与健康、疾病的关系。如面向热风的城市，居民大多为黏液质，身体较虚弱，饮食量少，女性常月经过多，男性则常易患痢疾、腹泻，儿童多发气喘、痉挛；而面向冷风的城市，水通常硬而凉，人们消瘦而肌肉发达，多表现为胆汁质，女性月经量少，多患不孕，产后奶少，儿童发育晚，青春期来得迟。

　　除了疾病的原因和症状外，疾病究竟是什么？也是一个重要的讨论话题。古希腊的体液论主张健康是身体的生理元素处在适当的比例和平衡时的一种状态，健康的时候身体内的各部分或各种力量之间和谐地运行。由于健康是身体的和谐与秩序正常，那么疾病则由不平衡和不和谐构成——某种过剩或不足所引起的元素之间的失衡，或者相互冲突的身体过程引起紊乱。

　　这种疾病的解释也可应用到精神疾病和躯体疾病。在古希腊医学和弗洛伊德之间，关于精神紊乱的身体原因和躯体疾病的心理原因的讨论中有着基本的延续。弗洛伊德也采用和谐即健康的原则，认为神经症人格是"人格分裂"的一种温和形式，是精神内在冲突和分裂的表现。在现代精神病学语言中，将"完整人格"或"完全平衡和适应良好的个体"定义为精神健康的标准或理想。

　　不同种类和不同程度的精神疾病，特别是那些功能性而不是器质性的疾病，代表的都是反常，虽然这些反常的原因、症状各不相同，但通常都有某些心理构造上的过剩或不足。在精神疾病的治疗中，弗洛伊德的精神分析法把心理治疗放置在医疗实践的主流传统之中；因为它不仅主张患者应当帮助治疗自己，还指向冲突的解决、恢复、和谐亦即健康。

3. 医患关系

希波克拉底认为："医术由三部分组成，疾病、患者和医生。医生是医术的仆人，患者必须与医生合作与疾病斗争。"希波克拉底指出医生应当具备的两种知识：①疾病知识，即医生能通过判断病因、症状和典型过程来分类疾病，作为诊断病症、实施医治和判断预后的基础；②还必须掌握作为个体的患者、患者的生活环境等方面的知识。说服患者合作是建立良好医患关系的第一要旨。古代医生重视询问病史、与患者讨论，在从患者那里获得信息的同时，也尽其所能指导患者，并由此获得患者的信赖，这样才能把患者引向健康之路。判断预后的能力也是优秀医生的标志，医生通过预言现况、过去和未来，解释患者出于愧疚遗漏的事，患者由此会更相信医生，更有信心把自己交到这个医生手里。

希波克拉底关于医生工作的概念偏重于广泛的医疗实践而不是专业化。他认为被治疗的应当是人而不是疾病，而且为了治好他，医生必须将人作为一个整体对待，不只是关注发生在局部器官或躯体部分的疾病。希波克拉底收集病史的原则要求考察个人生活的背景，他的过去、他的职业、他的脾气，通过这些表现以及症状，医生方能形成自己的判断。

以全科诊疗对抗专业化是盖伦与他的对手争论的内容之一。这一问题在医学史上被反复争论过，每一方都强调自己论点的有利方面。对于盖伦来说，治疗患病部分的时候把它当作好像是能从整个人的生命统一体中分离出来似的，这是医学理论中的原子论和机械论反映在医疗实践上的可悲后果之一。

在希波克拉底同时代，古希腊医学有着不同的医学学派，如克罗吞（Croton）学派、奈达斯（Cnidus）学派、西西里（Sicily）学派、科斯（Cos）学派等。这些学派不仅是学术团体，也是职业团体，不同学派之间的竞争，不仅是学术观点、医疗技术的竞争，同时也是职业地位与形象的竞争，因此不同学派对团体成员的行为规范有着具体的要求，其中最具有代表性的是希波克拉底的科斯学派，希波克拉底不仅要求其学术上应掌握精良的医术，同时也需要具备高尚的医德。

希波克拉底的医德思想主要体现在《论医生》《论可贵的品行》《论法规》《论艺术》《论古代医学》《论箴言》《论圣病》等著作中，尤其在《希波克拉底誓言》中，古希腊时代医生的道德理想得以集中体现。对于希波克拉底学派的医生来说，在治疗手段有限的情况下，言谈举止和行为规范是受过良好教育的体现和区别于庸医的有效方法。《希波克拉底誓言》（图 1-4）对西方医学伦理学的影响是巨大的，它奠定了西方医学伦理学的基础。

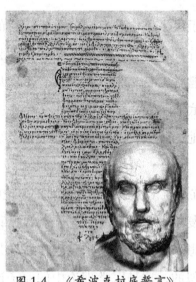

图 1-4   《希波克拉底誓言》

二、文艺复兴时期医学人文学者三杰

每当提及文艺复兴时，人们通常想到的是当时的"文坛三杰"——但丁、彼特拉克和薄伽丘（又称为文艺复兴前三杰），或者是16世纪的"艺术三杰"——达·芬奇、米开朗基罗和拉斐尔（又称为文艺复兴后三杰）。实际上文艺复兴在现代西方医学兴起之时，医学领域也产生了诸多人文主义医学家。20世纪初，美国著名医学家、医学人文学家奥斯勒（William Osler）在演讲中提出医学人文学者（medical humanists）的概念，他提到了文艺复兴时期的三位医生李纳克里（Thomas Linacre）、凯斯（John Caius）和拉伯雷（Riabelais）是当时伟大的医学人文学者。

李纳克里是文艺复兴时期英国著名医学人文学者，毕业于意大利帕多瓦大学，获医学博士学位，曾任亨利七世与亨利八世的御医，是牛津大学和剑桥大学医学讲座的创办人。他翻译了大量古希腊、罗马时期的医学著作，如盖伦关于个人卫生、治疗学、脉学、体质学、自然疗法、症状学等多部著作，成为当时医学教育的必读经典，被誉为"知识的复原者"（图1-5）。

拉伯雷是文艺复兴时期法国最杰出的人文主义作家之一，早年在修道院接受教育，1530年入蒙彼利埃医学院学习，同年便获得医学学位，并以行医为业。

拉伯雷如同其他文艺复兴时代的巨匠一样，知识渊博、多才多艺，通晓医学、天文、地理、数学、哲学、神学、音乐、植物、建筑、法律、教育等多种学科和希腊文、拉丁文、希伯来文等多种文字，堪称"人文主义巨人"。

1532年，拉伯雷任里昂罗纳河圣母堂医院的医生，在这里一直工作到1535年。在此期间，他将希波克拉底的《箴言》翻译成拉丁文，并获得广泛好评。在行医过程中，他接触到社会各阶层人物，了解社会及民间文化。作为一位洞察力敏锐的医生，拉伯雷逐渐不满足于对人体疾病的治疗，而要用笔揭露治疗整个社会的疾病。

拉伯雷的主要著作是长篇讽刺小说《巨人传》。《巨人传》共分五卷，取材于法国民间传说故事，通过高康大（Gargantuan）和庞大固埃（Pantagruel）的传奇故事，来抨击讽刺旧的教育制度，批评挖苦墨守成规的人和教会的僵化的经院哲学，调侃法官们习惯于将简单的案件复杂化。他强调人的本性善良，重要在于教育，教育决定人的前途，每一个人都有受教育的愿望和权利。正如身体必须经过锻炼才能强壮，思想必须用知识来充实。他强调"做你愿意做的事"，反映了人文主义者要求个性解放的信念（图 1-6）。

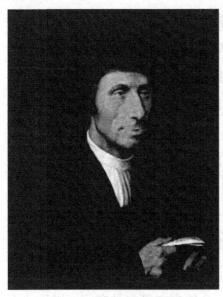 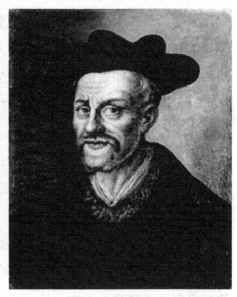

图 1-5　李纳克里　　　　　　　　图 1-6　拉伯雷

凯斯（John Caius）出生于英格兰古老城镇之一的诺维奇，曾就读于诺维奇学校，1529 年进入剑桥大学冈维尔学院（当时称为冈维尔堂）

攻读神学。1533 年毕业后，前往意大利帕多瓦大学学习医学，师从著名医学家蒙达努斯（Johannes Baptista Montanus）和维萨里（Vesalius）。蒙达努斯是研究罗马时期名医盖伦的权威，他将古希腊、古罗马医学知识翻译为拉丁文。维萨里是文艺复兴时期的解剖学家，他所著《人体构造》奠定了现代解剖学的基础。文艺复兴时期，意大利是欧洲医学的中心，著名的帕多瓦大学名家辈出，除凯斯之外，伽利略、哈维等从事医学研究者都曾在意大利访问学习。1541 年，凯斯获帕多瓦大学医学学位，同年获波伦尼亚大学博士学位。1543 年回到英国，获剑桥大学医学博士，在诺维奇等地开业行医，不久受到亨利八世之召，给宫廷医生讲授解剖学。1547 年成为皇家医生学会会员，1555 年当选为皇家医生学会会长。1557 年，凯斯获女王玛丽一世的特许，出资扩建冈维尔学院并更名为冈维尔 – 凯斯学院。1564 年，他为冈维尔 – 凯斯学院申请到特许，每年得到两具男性犯人的尸体进行解剖，因此被誉为英国解剖学科的开拓者（图 1–7）。

　　除奥斯勒提到的上述三位杰出的医学人文学者之外，还有一位文艺复兴早期影响颇大的医学人文学者列奥尼斯洛（Niccolo Leoniceno）。他担任过帕多瓦大学、博洛尼亚大学和费拉拉大学的医学教授，是第一位把希腊文的希波克拉底和盖伦著作翻译成拉丁文的学者。他唯一的一本医学专著是关于梅毒治疗的，出版于 1497 年，当时梅毒正肆虐欧洲，该书是当时论述梅毒治疗最有影响的著作之一。他最重要的贡献是指出了老普利尼《博物学》中描述植物方面的 500 多处错误并给予了纠正。他提出应该重新检视古典文献中的医学知识，批评阿拉伯人翻译的古希腊医学文本存在许多错误，尤其是病名、药名上的错误若不加以纠正，将危害患者的安全。他点燃了医学生们学习新知识的热情，医学生们从他的翻译中获取了希腊黄金时期的医学知识。他鼓励思想自由，主张不拘泥于古典，应根据自身的实践经验充分表达自己的学术观点（图 1-8）。

文艺复兴时期医学人文学者的翻译运动，重新评述了希波克拉底、盖伦等古希腊、古罗马时期的医学经典，并由此推动了对人体解剖、生理和疾病的研究，为医学的变革奠定了基础。

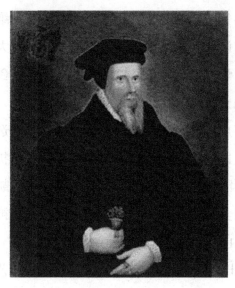
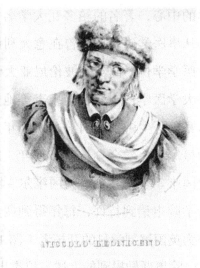

图 1-7　凯斯　　　　　　图 1-8　列奥尼斯洛

三、塞麦尔维斯医学博物馆

塞麦尔维斯医学博物馆是匈牙利的国家医学博物馆，位于多瑙河畔，离皇宫不远，是一座红砖的两层楼房，呈凹字形，缺口端是一堵封墙，中间是一个小庭院。院中缀有少许绿植，并没有特意栽培，略显零乱。虽然称为国家医学博物馆，但占地面积很小。实际上，该博物馆是由塞麦尔维斯的家改建而成的。塞麦尔维斯（I.Semmelweis）是医生、科学家、产褥热病因的发现者，也是匈牙利人的骄傲（图 1-9 和图 1-10）。

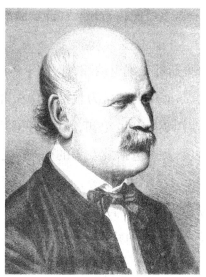

图 1-9　塞麦尔维斯

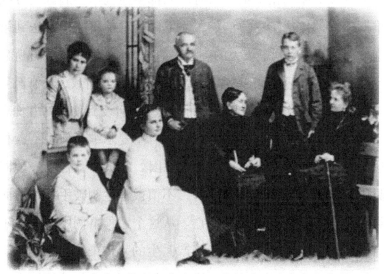

图 1-10　塞麦尔维斯一家合影，前排男孩为塞麦尔维斯

　　塞麦尔维斯的父亲是位商人，1806 年开始在布达（Buda）开设了一家名为"白象"的商行，经营各类日用品，1810 年与一位马车制造商人的女儿结婚。1818 年，塞麦尔维斯就出生在这里。1837 年，塞麦

尔维斯进入维也纳大学学习法律，1 年后转学医学，1844 年毕业，获医学博士学位。

　　毕业后，塞麦尔维斯进入维也纳综合医院第一产科诊所，成为产科主任的助理，主要职责是每天早晨为教授查房做准备，负责处理难产病例以及产科学生的实习。19 世纪初，欧洲各国都建立了产科医院，主要解决下层社会的妇女（包括妓女）的生产问题，避免"杀婴"。这类机构为生产的妇女提供免费服务，但接受免费医疗的妇女相应也承诺作为医学生和助产士训练教学的对象。

　　维也纳综合医院有 2 个产科病区。在第一产科病区工作的塞麦尔维斯发现，他所在的教学病区产妇产褥热的发病率要比另一个由助产士负责病区的发病率高出 2 倍。当时产妇都不愿到第一病区去分娩，塞麦尔维斯本人就接待了一位产妇，跪下来哀求他不要把她送到第一病区。这一行为使他受到了极大的刺激，产妇为什么会患产褥热呢？

　　有人解释这种现象是由于某些饮食成分或瘴气所致，还有医生认为这是"因为待产妇接受医学生检查而引起了一种受到伤害的羞愧想法，乃至于产妇对疾病的抵抗力降低所致"。塞麦尔维斯似乎不太相信这些说法，一直寻找着感染途径和感染原因。1846 年，他的一位同事在对一具因产褥热死亡的尸体解剖时，不慎被学生割破手指，继而也出现了类似产褥热症状，不久便死亡。从这个意外事例中，塞麦尔维斯得到启发，明确了产褥热是通过接产医生的手传染给产妇的。于是，他要求接生前医生必须先用肥皂刷手，然后用漂白粉液体洗手，对接生使用的器具以及只要可能与产妇接触的一切用品均用此法消毒。经过这样处理之后，产科死亡率由 10% 降至 1%。1861 年，他出版了《产褥热的原因、概念及其预防》一书，书中详细地记录了他在产科学方面的改革（图 1-11 和图 1-12）。

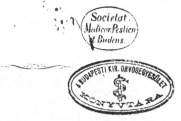

Die Aetiologie, der Begriff

und

2633

die Prophylaxis

des

Kindbettfiebers.

Von

Ignaz Philipp Semmelweis,

Dr. der Medicin und Chirurgie, Magister der Geburtshilfe, u. ö. Professor der theoretischen
und practischen Geburtshilfe an der kön. ung. Universität zu Pest
etc. etc.

Pest, Wien und Leipzig.

C. A. Hartleben's Verlags-Expedition.

1861

图 1-11　《产褥热的原因、概念及其预防》

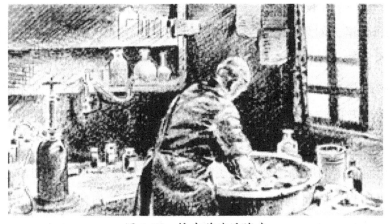

图 1-12　接生前洗手消毒

　　然而，由于他的观点冒犯了保守的上司，而且与当时盛行的瘴气病因观点相抵触，塞麦尔维斯遭到医院同行以及医学界权威的反对，他被迫于 1850 年离开了维也纳医院，来到佩斯（Pest）的一家医院继续行医。塞麦尔维斯对医学界给予他的不公感到愤怒，他写信给多位欧洲的妇产科专家表达不满，不久又发表公开信指责医学界不采用他的观点就等于对产妇的谋杀。他的这些激烈观点被同行认为他已精神失常，最后他在愤愤不平和穷困潦倒中死于疯人院。

在塞麦尔维斯去世后不久，巴斯德的细菌致病学说获得了医学界的认可，并为塞麦尔维斯的发现做出了最好的解释。由此，塞麦尔维斯才获得了医学界的肯定。1894 年布达佩斯为他修建了纪念馆，赞誉他为"母亲的救星"。图 1-13 为 2008 年奥地利发行的塞麦尔维斯纪念币。

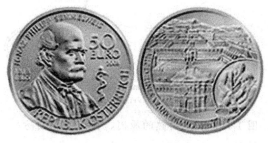

图 1-13   2008 年奥地利发行的塞麦尔维斯纪念币

1965 年，匈牙利政府在塞麦尔维斯纪念馆的基础上，建立了国家医学博物馆。经过半个世纪的收集，馆内藏品得到丰富和拓展，是匈牙利收藏最丰富的医学史和化学史博物馆。该馆藏品包含匈牙利的医学、药学及医疗系统的历史文物。此外，该馆还有一些具有历史价值的藏品，如古钱币、装帧设计、药罐、绘画等。

长期固定的展品主要呈现了从史前时代发展到 20 世纪初西方医学的演进历程，同时也突出了塞麦尔维斯的贡献、匈牙利医疗制度的发展和现代匈牙利医药学的建立。此外，每年还有一些临时性的展览，大多也涉及治疗方法和与医药相关的艺术品。其他类型的临时展览主要涉及自然科学、经济、文化和政治，以展示医学的发展。

博物馆中匈牙利化学史文物的收集开始于 1896 年，创始人是瓦拉迪埃尔涅伊。1905 年，他建议建立一个化学博物馆，但一直未能实现。1948 年，瓦拉迪埃尔涅伊的化学文物收藏转给了塞麦尔维斯医学博物馆，从而形成了目前的医学史和化学史的博物馆的基本框架（图 1-14）。

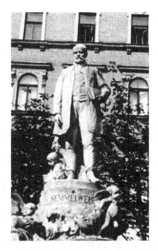

图 1-14　佩斯医院前的塞麦尔维斯雕像

四、老　协　和

现今人们所说的"老协和"指的是洛克菲勒基金会创办的北京协和医学院（Peking Union Medical College，PUMC）。不过，在洛克菲勒基金会创办北京协和医学院之前，北京已有协和医学院了，起初称为协和医学堂，后更名为协和医学校，后又改名为协和医学院，其英文名为 Union Medical College，Peking。"协和医学院"（Union Medical College）是中国近代西医教育之初的一个特征，即教会医院为培养医生又因师资与经费有限所采取的一种联合办学策略。19 世纪末，在华的一些教会医院开始自办医学院，但规模很小，因此有传教士提出联合各教会医院共同开办医学院的建议。1900 年，义和团运动后，受到破坏的教会医院亟待重建，同时也需要更多的医务人员，因此在北京、上海、武汉、成都、南京、济南、福州等地分别开办了"协和医学院"。

在北京由伦敦会牵头，联合美国长老会和美国公理会国外布道会，创立华北教育协会，并决定在北京共同创办一所医学院。不久，美以美会、伦敦医学传教会和英格兰传教会加入。1906年，北京协和医学堂建立并获得了清政府学部的认可。1908年，汉口的3个教会联合创办了汉口协和医学校，1909年，济南的英国浸礼会与北美长老会合办共和道医学校，1911年福州开办协和医学校，1914年成都成立华西协和医科大学。

北京协和医学堂的创办者是来自英国伦敦会的传教士医生科克伦（Thomas Cochrane，也译为科龄）。科克伦出生于苏格兰的格里诺克（Greenock），毕业于格拉斯哥大学医学院。1897年5月科克伦受伦敦会派遣来华，在辽宁朝阳开办医院，医院平均每天接诊患者100多人，并设立了3间病房作为外科患者的住院处。科克伦的组织能力和外科技术引起了伦敦会的注意。1900年义和团事件之后，科克伦受伦敦会之命，来到北京负责恢复医院和筹建医学院。1901年11月抵达北京，见到北京医院被焚毁的残垣后，他利用一个摇摇欲坠的粮店开了一个门诊部，用木板搭建了手术台，马厩作为病房。

由于他良好的诊疗技术与交际能力，不久就与清政府建立了联系。当时慈禧太后大权在握，科克伦被招去照料有名无实的光绪皇帝和他的儿子。同时还为另一位贵族——慈禧太后侄子荣禄的妻子看病。科克伦的另一个重要患者是李莲英。后来，科克伦通过李莲英的游说，使慈禧太后同意在北京建立一所医学院和一家医院。慈禧还捐赠了相当于1400英镑的钱款。

1905年，协和医学堂获得清政府的批准：

"鉴于收到科克伦医生呈送附有条例、规则和正式注册的申请书；

鉴于科克伦医生在医学校训练学生的仁慈目的蕴涵着人类的福利；

鉴于慈禧太后阁下为它的捐款，并给予建立这个机构的特许；

因此，本部现特给予承认：在该校每一届毕业时派本部官员到场监考，在通过规定标准的考试后，给毕业生授予文凭，证明他们可以执业行医。

本部上述通知是为了实现慈禧太后关于朝廷学习医学及鼓励慈善事业的愿望。"

于是，协和医学堂成为中国第一个获得政府承认的教会医学院。在北京的伦敦会秘书在一封寄给伦敦的信中描述了 1906 年协和医学堂的成立仪式：

医学堂成立仪式在 2 月 12 日和 13 日举行，前一天是建筑开工捐赠仪式，由各教会派代表参加，由斯科特（Scott）主教和美国长老会的维利（Wherry）分别致辞，主教表达希望联合的措施将推动医学教育的发展。第二天的仪式更盛大，给清政府高官和外国使团发了邀请。清政府外务大臣那桐代表清政府出席，并宣读了慈禧太后的贺词。英国驻华公使萨道义爵士（Sir Ernest Swatow）、美国全权公使柔克义（W. W. Rockhill）以及海关总监赫德（Sir Robert Hart）等出席。赫德首先赞扬了英国传教士医生雒魏林（William Lockhart）在北京的开拓性工作，指出雒魏林的事业已有了一批继承者，而且将通过这所开创性的医学校而发扬光大。

协和医学堂的建筑包括主楼和宿舍楼两部分。主楼面对哈德门大街，被命名娄公楼（也称为 Lockhart 楼，此楼为纪念最早在北京开设教会医院的传教士医生雒魏林）（图 1–15），包括教室、实验室以及 30 张病床的住院病房。1 年后，又兴建宿舍楼，可供 100 位学生和部分外国教职员使用，该楼由利物浦的琼斯（Oliver W. Jones）捐助修建，故命名为哲公楼（也称为 Jones 楼）（图 1-16）。

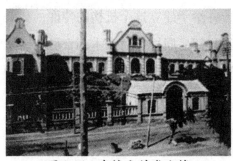
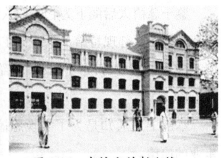

图 1-15　老协和的娄公楼　　　　图 1-16　老协和的哲公楼

第一届入学的医学生为 40 人，这些学生实际上是由伦敦会和北京大学医疗系转来的。协和医学堂起初试图按高标准招收大学毕业生，然而，实际上只有少数学生毕业于教会大学，不过医学堂对那些非大学毕业的也设置了基本要求。

协和医学堂的课程设置为：

第一年：解剖学、生理学、组织学、生物学、比较解剖学与胚胎学。

第二年：解剖学、生理学、生理化学与组织学、药物学、治疗学、制药学、物理诊断学。

第三年：治疗学与毒理学、解剖学与外科解剖、外科学、内科学、细菌学与病理学、小外科与绷带、临床内外科、麻醉。

第四年：外科学、内科学、病理学与血清治疗、产科学、眼病、儿童疾病、生殖泌尿疾病、临床内外科。

第五年：屈光学、耳鼻喉科病、皮肤病、血液病、热带病、卫生学与公共卫生、牙科、神经精神病、妇产科、法医学、临床内外科。

协和医学堂以中文授课，但学生也必须学习英文。学制为 5 年，前 2 年为基础医学课和实验课，后 3 年为临床课。医学堂成立了一个由英、美、德、意、日等使馆的医生组成的国际考试委员会。1909 年，该委员会对医学堂学生的考试表示满意。1911 年 4 月，第一届毕业生 16 人获得了加盖国际教育委员会紫色印章的毕业证书。协和医学堂的开办标志着教会医学教育在中国达到了一个较高的水平。

五、20世纪的医学

20世纪，人们不仅目睹了医学技术的巨大进步，而且也见证了卫生服务系统和医疗保障制度的建立和发展。现代医学已成为包括探索生命奥秘、防治疾病、增进健康、缓解病痛以及社会保障的一个庞大的综合体系。然而，具有讽刺意味的是，现代医学在为增进人类健康提供越来越多的好处的同时，它也带来了许多棘手的问题，从而导致人们对医学发展产生疑惑并提出批评。在此对100年来医学的巨大变革以及现代医学发展中所面临的问题给予简要的概括。

1. 疾病控制

毋庸置疑，20世纪医学发展的重要标志就是一系列严重危害人类生命和健康的传染病、寄生虫病和营养缺乏性疾病得到了有效的控制，从而导致了人类平均期望寿命的普遍延长以及疾病谱和死因顺位发生了根本性的变化。如美国在20世纪20年代以后就出现了各种传染病死亡率下降，而慢性病死亡率上升的趋势，我国的这种死亡率交叉变化的趋势出现在20世纪50年代中期，我国居民的平均期望寿命从1949年的35岁上升到1999年的70.8岁。人类对急慢性传染病、寄生虫病和营养缺乏性疾病的有效控制被称为第一次卫生保健革命。

19世纪末20世纪初病原微生物和寄生虫的发现、"病因—环境—宿主"疾病流行模式的建立以及维生素等必需营养成分的阐明，为传染病、流行病和营养缺乏病的防治奠定了科学基础。科学研究是确定适宜的防治策略和有效的防治措施的重要依据，疫苗技术的完善使普遍接种成为可能，人类才有可能彻底消灭天花，消灭脊髓灰质炎也指日可待。现在，疫苗被用来控制腮腺炎、流感、水痘、白喉、甲肝、乙肝、百日咳、结核病、破伤风等诸多常见的疾病，从而大大地降低了这些疾病的发病率。化学药物和抗生素的应用在传染病的控制中也发挥了重要作用。20世纪初，一种能特异性杀灭梅毒螺旋体的药物"606"问世后，"制造对人体无害而又能杀死病原体"的"魔弹"理论，激发起医学界寻找特异性治疗药物的热情（图1-17）。20 世纪中期，在磺胺药物和青霉素成功地应用临床以后，合成各种化学药物、寻找能产生高效的具有广谱杀菌作用的抗生素成为药物研究的重要内容，并取得了丰硕的成果。过去严重威胁人类生命的肺结核、肺炎、梅毒等许多感染性疾病突然之间变成了可治之症。同时，居民的卫生条件、营养状况、居住环境的改善也是控制传染病和流行病的重要影响因素。如在鼠疫、霍乱的控制中，大规模的灭鼠、清洁的饮用水、疫源地的严格控制或许比药物和疫苗更为有效。

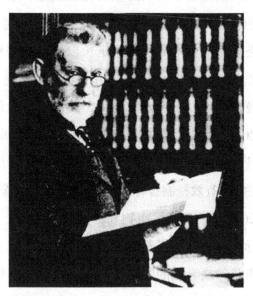

图 1-17   "魔弹"的发明人保罗·埃尔利希

　　20世纪50年代以后，各种慢性病成了人类健康最大的威胁。虽然对于慢性病的防治目前尚未取得突破性的进展，但人类对这类疾病有了较深入的认识，明确了慢性病的发生和发展是多因素综合影响的结果，除了生物学因素外，还与人的生活习惯、行为方式、环境污染等有密切关系，有人提出现在已进入慢性病、生活方式病或现代文明病时代。为了适应这种变化，医学界在20世纪70年代末提出了医学模式需要从生物医学模式（biomedical model）向生物—心理—社会医学模式（bio-psycho-social medical model）转变，需要卫生保健的第二次革命。有学者提出了影响健康的4类因素，即不良生活方式因素，行为、环境因素，生物学因素以及卫生保健服务因素，并强调增进人类健康需要多方面的综合处理。在发达国家通过戒烟、控酒、体育锻炼、平衡膳食、减少心理压力等行为干预，对降低心脑血管疾病获得了令人鼓舞的成效。与此同时，对遗传病和先天性疾病的控制也取得了可喜的成绩。20世纪80年代中期已发现单基因遗传病达3368种，多基因遗传病有数百种，染色体疾病约450种。随着遗传学的发展，弄清了一些遗传病的发病机制，从而为降低遗传和先天性疾病的发病率创造了条件。此外，政治经济因素在疾病控制中也发挥着重要作用，如改善环境、发展健康教育、协调卫生服务等都需要政府行为和全社会的共同努力。

　　随着疾病谱的变化，慢性病的控制成为社会关注的焦点。实践发现将控制传染病的模式应用到慢性病防治方面成效不大，机械论的线性因果关系在解释慢性疾病上显露出弊端。遗传学的迅速发展使许多医学家们相信通过基因研究可解释慢性病的病因，利用敲除或取代缺陷基因等治疗将为慢性病的特异性治疗带来希望。但是，随着研究的深入，医学家们发现事情比预想的要复杂得多。如医学家已成功地分离并克隆了"囊胞纤维化基因"，但进一步研究发现，"囊胞纤维化基因"上有超过 350 个不同位点的突变都可导致患者出现"囊胞纤维化",而这种疾病的发病需要父母双方 2 个突变型的结合,这意味着可能出现的结合数量是个天文数字。或许最令人惊奇的是,突变的某些结合在部分人导致"囊胞纤维化",而在另一部分人则无任何症状。相似的情况也出现在亨廷顿病中。由此可见,确定与疾病相关的基因以及基因取代治疗还有相当长的路要走。

另一类严峻的挑战是新疾病的出现,如人类免疫缺陷病毒、埃博拉病毒等新的病原体引起的疾病,以及老病的复燃,如性传播疾病、结核、疟疾等。这些第一次卫生保健革命留下的难题已清楚地表明,传染病的控制也需要新的思路。此外,还有医学发展本身未料到的后果:医源性和药源性疾病——由于药物或诊断治疗过程而导致的疾病,以及伴随寿命延长而出现的困扰老年人的退行性病变和精神损伤。实际上,许多慢性疾病以及退行性病变是难以被根除的,有些将终身伴随,我们是否应当探寻一种新的防治模式,其目的不在消灭它,而是使患者在这种状况下生活基本正常呢?与此同时,环境因素导致的疾病和损伤也应当引起充分的重视,如大气污染、电磁辐射等对人类健康的危害都是亟待研究的问题。

目前对于许多慢性病的防治尚未获得令人满意的结果,最重要的原因或许是疾病发生和发展的科学基础还没有完全阐明。此外,疾病是一种复杂的生命现象,需要从多维度、多变量的非线性因果关系上去研究和探讨其综合性的防治策略。复杂问题简单化的策略在一定范围内可以奏效,但其不能解决根本问题。

2. 医学技术

在过去的 100 年里,卫生保健的巨大变化是生物医学科学和医疗技术突飞猛进的结果。19 世纪末 20 世纪初细胞病理学、遗传学等一系列生物医学基础学科的建立，成为现代医学发展的显著标志。而医学与各门自然科学和技术的结合越来越紧密是现代医学技术发展的另一个标志。20世纪医学进步给人印象最深刻的就是在庞大的现代化医院内那令人目不暇接的各种诊断治疗仪器和设备。从20世纪初的X射线、心电图，到中期的电镜、内窥镜、示踪仪、超声诊断仪，再到计算机断层扫描（CT）、磁共振成像（MRI）、正电子摄影（PET）等，使诊断学发生了革命性的变化。准确化、精密化、动态化、微量化、自动化、无伤害化已成为现代临床诊断的特点。此外，肾透析机、起搏器、人工脏器等，显示出新技术、新材料在临床治疗中发挥着重要作用。

外科学在20世纪中叶以后，以心脏外科和移植外科为标志，显示了外科学的日益繁荣。1967年，当巴纳德医生成功地将一位妇女的心脏移植到一个54岁男性体内时，移植外科与当时的太空航行一样受到公众的关注。随着人类对免疫系统的进一步理解，通过解决排异问题，发展免疫抑制剂，为移植外科开拓了宽广的新领域。在过去100年里，外科不仅发展迅速，而且性质也发生了转变：20世纪初期，外科基本上是缝合和摘除，而现在已转变为精确的修复和无止境的替代。随着腔镜外科的出现，手术也向着精细化、微创化方向发展。

20世纪50年代以后，分子生物学的建立，人们从分子水平上阐明人体结构和功能研究的日益深入，为解决医学的重大问题，如肿瘤、免疫、遗传、组织再生、抗衰老、药物开发等提供了理论指导。基础科学研究已改变了人们对机体及其与疾病斗争的理解，进一步从本质上证实了基因是决定人类生、老、病、死和一切生命现象的物质基础。不少遗传病的致病基因及其他一些疾病的相关基因和病毒致病基因陆续被确定。基因工程也促进了新药物和新疗法的涌现。1986年，美国科学家提出了阐明人类基因组的全部序列的人类基因组计划（Human

Genome Project，HGP），1990 年该计划正式启动。人类基因组计划的成果将成为现代生物学、医学用之不竭的源泉。与此同时，免疫理论与技术也渗透和影响到整个医学领域，并且通过对免疫系统与神经系统、内分泌系统之间的相互影响的认识，促进了对人体整体性和有机联系的深入理解。神经科学的发展为治疗帕金森病和其他中枢神经系统的紊乱带来了新希望。20 世纪 90 年代后，人们更加重视脑科学研究中整合性观点的重要性，即认识到神经活动的多侧面、多层次性。由此可见，分子生物学、神经科学、免疫学、内分泌学等的发展，不仅深化对人体基本结构和功能的认识，而且还从不同侧面揭示出机体的整体性和有机联系。现代医学已开始注意从生命物质运动各层次和层次间的相互关系与整合方面去探索生命的奥秘，并极大地促进了临床医学的进步。

随着医学技术飞速发展而形成的"技术至善论"将人们锁定在医学"能做，必须做"的雄心勃勃的幻想中：人类可以消除一切病痛，人的所有器官都像机器的零件一样损坏后可以更换。患者成为医生与疾病斗争的战场。然而，临床医学中广泛而昂贵的治疗虽然挽救了某些危重患者的生命，延缓了死亡的进程，但是这种关注疾病而忽视患者的倾向以及为患者和社会带来的沉重经济负担越来越受到人们的批评。如何解决发展高新技术与适宜技术之间的矛盾，协调关心患者与治疗疾病之间的矛盾成为现代社会面临的问题。

目前，基因治疗再次成为关注的焦点。自从 10 年前开始基因治疗的临床试验以来，基因治疗的鼓吹者们已经对这一领域进行了持续的"炒作"。尽管他们反复声称基因治疗的好处，但在数百个基因治疗试验中，至今还没有任何一例毫不含糊地显示具有临床疗效。广为报道的几起基因治疗试验中患者死亡的事故引人瞩目，这是对于基因治疗中的急功近利，以及诱导公众对基因治疗产生过高期望提出的警告。虽然我们不能由此否定基因治疗这一临床医学领域的研究成果，但却应当以更严格的科学态度来审视它。

在生殖技术方面也存在着相同的问题。克隆技术的突破是一项重大科技成果，然而，它也产生了一系列伦理和法律问题。目前，英国罗斯林研究所科学家正在研究一种克隆新技术，不仅有望做到在克隆过程中不使用卵细胞，而且还可省略胚胎发育步骤。有人认为，如果新技术证明可用于培育治疗疾病所需的人体组织和器官，那么将有可能消除一些一直困扰人体治疗性克隆研究的伦理障碍。因为利用新技术进行治疗性克隆时，体细胞的细胞核不是注入去核卵细胞，而是与去核的胚胎干细胞进行融合，由此形成的新细胞可不经过胚胎阶段，而直接发育成所需的组织或器官。克隆技术、转基因技术可以用来解决目前疾病治疗中的一些问题，如移植器官的缺乏。

随着医疗费用的不断攀升以及对西医药副作用认识的深入，世界各国对于应用自然疗法和传统医学治疗疾病的兴趣日渐浓厚。与此同时，随着生命科学研究的深入，人们更加清楚地认识到生物机械论的局限性和人的整体有机联系。传统的以可测定的生物学变量来解释疾病的观念逐渐被综合性、系统性的观念所代替，出现了生物—心理—社会医学模式、整体医学（holistic medical model）模式 。中国政府鉴于我国医疗卫生的实际情况，制定了大力发展中医和加强中医药学研究的决策。20 世纪 50 年代以后，我国在开发和应用传统医学促进健康、治疗疾病方面取得了举世公认的成就，以针灸疗法为代表的中医治疗受到了世界各国的普遍欢迎。在慢性疾病治疗和保健养生方面，中医药学也表现出强劲的发展势头。然而，如何进一步推动中医药的研究，使之为世界人民的健康和医学的发展做出更多的贡献是我国医学界应当关注和思考的问题。

3. 医疗卫生服务和医疗保障体系

医学发展到 20 世纪已不再只是一门复杂的科学技术体系，同时它也成了一个庞大的社会服务体系。随着社会经济的发展，医疗卫生服务在人类生活中的比重也日益增加。20 世纪卫生事业发展的动力是卫生观念的变革，人们开始认识到卫生发展是社会经济发展的重要内容，注意到卫生发展与社会经济发展的双向性、同步性、协调性。随着社会经济的发展和人们生活水平的提高，延缓衰老、提高生命质量和整体健康水平成了社会关注的焦点。人们已将获得卫生保健视为一种政治权力和社会的责任。1977 年第三十届世界卫生大会提出了"2000 年人人享有卫生保健"的卫生发展目标。这个目标不仅需要医疗卫生系统内部的努力，而且有赖于调动全社会的力量共同参与卫生保健，充分体现出医学的社会化趋势。

保障人人享有卫生保健的基本措施之一就是实行全民医疗保险。尽管世界各国在经济水平、社会制度以及医疗体制上存在着差别，但在卫生保健上面临的问题以及解决问题的方法上有许多共同之处。医疗保障制度作为社会再分配的杠杆，将一部分财富用于社会下层阶级，起到保护基本劳动力的作用。因此，政府在改善人群健康状况方面应当承担责任，尽管在为穷人提供医疗服务上是有限的，但它体现了对人人享有卫生保健的公平原则的追求和起码的社会良知。实行全民医疗保障是社会的理想目标，但是由于医疗费用的迅猛增加，以及卫生资源的不合理分配，对医疗保障体制造成了严重的冲击。在英国，国家卫生服务处境艰难。在美国，虽然卫生保健费用已占到国民生产总值的15%，但依然有相当数量的人缺乏起码的医疗保险。在发达国家，贫困者依然得不到基本的医疗；在发展中国家，由于缺乏国际援助，疟疾和其他热带病仍在肆虐。卫生资源分配不平衡的矛盾成为各国共同关注的问题，如何公平、公正地分配卫生资源成为各国政府和卫生行政当局面临的难题。医学科学的发展将使得许多人负担不起医疗保健吗？医学将屈从于增加费用和精确程度而减少利用的反比定律吗？这些都是现代社会不得不严肃思考的问题。

医学在已经征服了许多严重疾病，缓解了疼痛之后，它的目标似乎不再清楚，它的授权已变得混乱。具有讽刺意味的是，医学技术的发展在提高人类健康水平的同时，疾病的总数却也随之增多了。一方面这是人们对机体认识不断深化的必然结果；但另一方面或许也是人们越来越多地将人类生命中正常的兴衰变化看作需要药物加以缓解的疾病，如绝经、机体功能随年龄增加而衰弱等。这就似乎进入了一个怪圈：医学越发达疾病越多；社会越健康，它越渴求医学。难怪有人追问医学的目的究竟是什么？它应该在哪里停止？它的主要责任是无论在什么情况下都尽可能地维持人们活着吗？它的变化已使人们更健康地生活了吗？或者它仅仅是一种服务产业，去满足它的顾客提出的无论什么稀奇古怪的要求，如为了健美而进行基因改造吗？现在是我们正视这些问题的时候了。

4. 医学伦理与法律

20 世纪医学技术的发展在为人类健康造福的同时，也带来了日益增多的道德难题。在 60 年代，医学高技术带来的道德问题和卫生资源分配问题日渐突出，患者权利运动开始影响到卫生保健方面，女权运动的发展使生育控制和流产成为人们关注的焦点。随着生命维持技术的发展，人们在医院的非人格化技术下经历死亡已成为常事，这重新唤起了对死亡、濒死和安乐死的讨论。器官移植技术的建立也迫切希望解决确定何为死亡的伦理学问题。这些社会、文化运动，以及生物和医学科学发展带来的问题，导致了"生命伦理学运动"的兴起。 生命伦理学已不再局限于医患关系的调整，而扩展到重新审视生死观、探讨生命的价值、促进卫生保健中的公正和卫生资源的合理分配等一系列问题。可以预言，在 21 世纪，医学中的伦理和法律问题将对卫生保健的策略和医学技术的发展方向产生重要影响。

生命伦理学的另一个发展趋势是由单纯的个体伦理向个体—群体伦理协调的转向。从卫生资源分配、环境危害，到性病艾滋病控制、人类基因组计划都是既涉及个体利益，又与群体和社会利益密不可分。与此同时，生命伦理学已不仅仅涉及医生与患者，而且也涉及卫生政策决策者、管理者以及环境工作者等诸多群体。如何处理、协调不同利益之间的关系是当代生命伦理学的重大课题。此外，卫生保健的国际化趋势还要求建立世界各国共同遵守的有关法律和道德准则，如控制艾滋病全球蔓延、人类基因组研究计划、环境保护与人类健康问题等，都需要国际的合作，因此在这些方面制定国际公认和共同遵守的医学伦理准则和法规也是十分必要的。

我们应当在历史的框架内理解现代医学的胜利和问题。我们今天正生活在医学迅速发展的时期，但也是充满怀疑的时期。在过去 100 年里，医学已取得了巨大的成功。然而，在关于医学的目的究竟是什么、医学究竟应向何处去等诸多问题上存在着争议。指出医学的这些困境是为了在医学迅速发展的同时，强调医学的责任，认清医学的目的。本书希望通过提供一种历史透视，帮助读者理解现代医学所面临的成就越多问题越多的悖论。

六、审视当代医学

如何看待当代医学？我们可以说当下既是一个最好的时代，又是一个充满问题的时代。

为什么这么说？首先，人类的期望寿命普遍延长和死亡率降低，但却以病痛和伤残的增加为代价；其次，疾病的治疗效果和预后不断转好，但患者对医生的不信任在日渐增加；再次，新医疗技术的发明和应用成果显著，但耐药性病菌、不堪重负的医疗费用等问题令人担忧；最后，社会经济发展和富裕生活一方面有助于促进健康，但另一方面又会导致与物理环境变化密切相关的新型疾病的出现。尽管人们对当今医学依然不是很满意，但只要我们将眼光稍加放远，现代医学演进的图景便会清晰地呈现。

明朝末年，西方解剖学传入中国，但因朝代更替，当时并没有多大影响。后来，清康熙帝患寒热之症——疟疾，经传教士张诚、白晋、刘应等治疗后得以康复，于是康熙开始热衷于西方医学。康熙对人体解剖颇有兴趣，令传教士巴多明将解剖学知识译成满语，并亲自修改润色。他还令传教士从海外带来一套人体解剖模型，对中医的针灸铜人与西方的解剖模型进行过比较，认为若不在中医知识中加入解剖学知识，中医学知识是不完整的，因此可以说康熙是最早倡导中西结合的人。不过，这一切都仅仅因为皇帝个人的兴趣所致，西医学知识并没有作为一门科学得以广泛传播。

西方医学技术最初产生广泛、直接的影响应该是从清朝嘉庆年间牛痘接种术的引入开始。嘉庆十年（1805年），东印度公司的船医皮尔逊在他的《英吉利国新出种痘奇书》一书中介绍了"种牛痘"的具体操作方法，再加上中国本土有"种人痘"的治疗传统，牛痘技术在民间获得了迅速传播。此后，英国传教士在澳门开设眼科诊所，美国传教士医生伯驾在广州开设博济医院，治疗眼病和外科疾病，由于西医治疗效果显著，西医长于外科的观念逐渐得到人们的认同。鸦片战争之后，西医便随着西方势力在我国的扩张而在各地传播开来。辛亥革命后，民国政府开始效法西方教育与卫生体制，建立了现代卫生体制和医学教育体系，不过，当时医学院的规模不大，培养的医生难以满足广大民众的医疗服务需要。

20世纪初，国人的一般健康状况是怎样的呢？以北京为例，在1950年以前，北京居民的死亡率高于出生率，传染病、寄生虫病和营养不良性疾病是导致居民死亡的主要原因。即便是中上阶层，一般健康状况亦不乐观，如1912年清华大学学生的入学体检单显示相当一部分学生的身体存在不足，许多人都有沙眼、鼻炎之类的疾病，而且大部分学生的肌肉强壮度较差。

新中国成立以后，中央政府高度重视国家的医疗卫生工作，采取了很多有效的方法来改善基层人民的生活条件和国家的整体医疗水平，很多100年前令人们谈之色变的"绝症"，在今天已经被攻克或者能够被很好地控制，但是过去没有出现过的疾病今天也在不断地涌现，这就是所谓"疾病谱"的变化。总体来讲，中国人的期望寿命已经出现了非常大的变化。这些成绩都是值得肯定的，都是不容抹杀的。

然而当我们取得了如此大的进步，人们的健康状况有了很好的改善以后，我们为什么还会生出这么多的抱怨呢？第一，总体健康状况与个体患者的健康状况并不等同。因为医疗需求的个体化特点，不能用整体来替代个体。第二，疾病模式的转变和疾病观念的转变不相匹配。现代人面对的很多疾病都是慢性疾病，其中有些很可能会伴随终生，我们应该树立一种"带病延年"的思想，而不是过去对抗急性病的速战速决的治疗理念，即有时是与疾病共生而不是消灭或祛除。第三，健康预期与实际情况的差异。由于社会经济的发展，信息时代的到来，普通民众对于健康的需求和关注度变得越来越高，了解的疾病知识也越来越丰富。而这对于医生来讲是一个巨大的挑战。其实在当下，医生也面临着来自方方面面的挑战。比如，个体患者和一般疾病的不对等，每一个患者都是一个特殊的个体；实验室的研究结果与流行病学结果之间存在差异，我们不能把实验室的结果完全应用于临床；再者医生个人经验与集体共识之间存在差异；经济利益的增加和医生救死扶伤责任之间的张力，以及临床决策和道德选择难以分割，比如，面对晚期的癌症患者，究竟是选择手术和放、化疗还是选择不医治，这只能通过医生与患者的沟通协调来解决。第四，医疗费用的增高和老年人口的压力使人们对医疗卫生状况不满。第五，医生和患者对于当代日益增加的官僚化和市场化的医疗导向均感不适。有看病经验的人应该对现在医院中"照章办事"的制度有所体会。最后，医学所具有的人道、科学、经济等角色之间存在冲突。美国医学院的调查显示，美国很多知名大学的医学院教授都在某些制药公司拥有股份。这可以从两方面来看，商业与科学的结合有助于推动技术的革新和发展，但不能因为接受了某些方面的资助以后就去选择那些有偏好的结果，如有意识地向学生推荐某些药物等。

面对上述种种问题，医生首先要更加关注患者。患者并不是一张白纸，他有自己的社会文化背景，所以必须关注他们的想法。医学的目的也需要进行新的考量，现在一个很大的问题就是研究偏离了原来的方向。过去医学的目的是促进健康、延长寿命和规避不必要的死亡。那么现在医学的目的又是什么？比如延长寿命，要延到多长？现代意义的延长寿命，更多的是对生命价值的提升而不仅仅是时间的增加。现代医疗卫生保健的第四次浪潮所强调的就是生活方式的革命，也就是说要通过改善人们的生活方式来改变人们的健康状况。

中国目前还在面临着很多问题。就疾病方面来看，处在传染病和非传染病的交集当中。有一种观点认为现在很多新发传染病同人类的扩张有关系。比如，很多病毒原本寄存在热带雨林中，但当人类不断地开发森林或者进行探险以后，这些病毒就开始了对人类的侵袭。再比如公共卫生、环境和营养给人类带来挑战。现在的"胖墩儿"越来越多，肥胖本身就是多种疾病的诱因。

所以，我们在享受技术发展带来好处的同时也不得不对它产生担忧。现代医疗已经越来越多的发展成为一种技术依赖。在我看来，现代有些所谓技术更新换代，并没有获得太多实质性的改变。很多器械、药物在"一代""二代"之间并没有本质的区别，但是经过这种"变身"之后，它们的价格却或多或少地得到了提高。还有统计结果显示，我们的医疗卫生费用绝大多数被应用在了生命的最后2周，这好像也是不甚合理的。这些问题的解决不仅需要医学界的努力，也需要更多的领域协同努力。

因此有人提出一种"回归理论"，就是适当地回归传统医学，重视传统医学在现代医疗保健中的价值，即便是在科技发达的今天，很多传统的东西仍然有着巨大的价值。

总之，当代医学领域中的种种问题、怀疑和不满，不应被视为医学的终结，恰好相反，这些问题、矛盾与挑战会激发我们思考改善的方法，所以对于医生来说，要寻求的是一种临床智慧而不仅仅是临床技术。

第二章　起愈沉疴

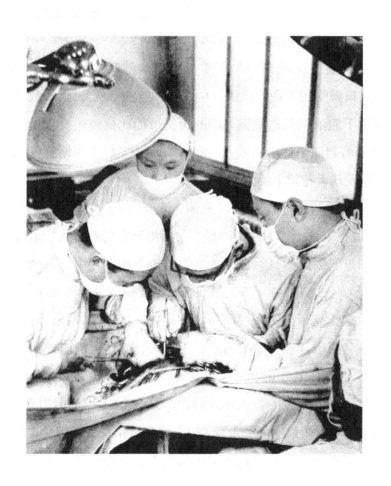

一、人类与瘟疫的较量

人类与瘟疫的交锋有着漫长的历史。瘟疫、战争、饥荒被称为人类历史悲剧的"三剑客"，它们时常并驾齐驱，肆虐于人间，不仅带给人类痛苦与恐慌，而且也导致社会的衰退甚至国家的消亡。然而，人类并未因此退却，而是从无数次挫折甚至惨败中，吸取经验与教训，矢志不渝地探寻着控制传染病的对策。

1.人类历史上的重大瘟疫

历史上，人类曾经饱受瘟疫的痛苦，直到现代科学出现以后，人类在与瘟神的较量中才逐渐占了上风。

（1）天花：天花是一种严重危害人类健康的传染病。全球大约60％的人口曾受到天花的威胁，1/4 的感染者会死亡，大多数幸存者会失明或留下瘢痕。天花危害人类的历史可能比鼠疫还要久远，据传在3000 多年前起源于印度或埃及。在古埃及法老拉美西斯五世的木乃伊上，可以发现天花留下的瘢痕。

天花原来只在"旧世界"（亚洲、欧洲和非洲）流行，当欧洲殖民者在 15 世纪末登上新大陆的时候，给新世界原居民带去了多种原居民从未遇到过、因而不具有任何免疫力的传染病，其中最致命的一种就是天花。为什么科尔特斯率领 300 名西班牙殖民者能够征服有 2500 万人口的阿兹特克帝国（现墨西哥）？秘密武器就是天花：阿兹特克人俘虏的一名西班牙士兵患上天花，于是天花就这样通过俘虏传染给了阿兹特克人。在 10 年内，阿兹特克人口减少到 650 万人，生存者也丧失了斗志，一个强大的帝国就此消亡。另一个强大的帝国印加帝国也因为天花的流行而被皮萨罗带着 180 名西班牙殖民者轻而易举地征服。北美的殖民者则有意将天花传给印第安人，给他们送去天花患者用过的毯子。在天花的肆虐下，各个原先有数百万人口的主要印第安部落减少到只剩数千人或完全灭绝。

天花是感染天花病毒引起的，无药可治，但是一旦得过天花而生存下来，体内就有了对抗天花病毒的免疫力，不容易再得天花。这一点很早就被人们认识到，在古代中国和其他国家，都有人尝试利用这个特点预防天花：从天花患者的伤口采疫苗接种到健康人身上。但是这容易引起严重副作用乃至死亡。1796年，琴纳首创接种牛痘。1980年世界卫生大会正式宣布天花被完全消灭。

（2）鼠疫三次全球大流行：历史上首次鼠疫大流行发生于公元6世纪，起源于中东，流行中心在近东地中海沿岸。公元542年经埃及南部塞得港沿陆海商路传至北非、欧洲，几乎殃及当时所有国家。这次流行持续了五六十年，极流行期每天死亡逾万人，死亡总数近1亿人。这次大流行导致了东罗马帝国的衰落。

第二次大流行发生于公元14世纪，就是历史上所称的"黑死病"。其起源众说不一。在1347—1350年间，欧洲死于该病的达2500万人，占当时欧洲人口的1/4。在随后的300多年间，黑死病在欧洲仍反复暴发，直到17世纪末、18世纪初，才平息下去。由于病因不明，更加重了黑死病的神秘、恐怖色彩。它被视为天谴、神的惩罚、巫师的作祟，还有许多无辜者被指控传播黑死病而被恐慌的民众处死。直到19世纪后期细菌学创立后，黑死病的病原和传播途径才逐渐明朗。1894年，耶尔森在香港调查黑死病时，发现其病原体是一种细菌，这种细菌后来就被命名为耶尔森杆菌。

第三次大流行始于19世纪末，它是突然暴发的，至20世纪30年代达最高峰，总共波及亚洲、欧洲、美洲和非洲的60多个国家，死亡人数达千万以上。此次流行传播速度之快、波及地区之广，远远超过前 2 次大流行。

（3）霍乱：霍乱是 19 世纪最主要的瘟疫。1817 年，霍乱的第一次广泛流行是从孟加拉的疾病流行区通过东南亚传播到东部的中国，从波斯传播到西部的埃及。开始于 1824 年的第二次广泛流行，不仅覆盖了同样地区的大部分，还进一步深入传播，1831 年继续向西穿过欧洲大陆进入英国，然后，于 1832 年越过大西洋席卷北美洲，在 1833 年，传入加勒比海和拉丁美洲地区。

第三次大流行开始于 1839 年，当时霍乱伴随着英国军队进入阿富汗，1840 年进入中国。随后，又被传播到波斯和中亚地区，然后，进入阿拉伯和欧洲，1848 年越过大西洋流行于南、北美洲。

19 世纪 50 年代的霍乱是一次新的传染病还是第三次大流行的继续存在着争论。但是，无论情况是什么样，到 1854 年，东西半球都已被淹没在这一疾病之中。第四次大流行开始于 1863 年平息于 1874 年，到访了大多数过去经常流行的地方。第五次大流行开始于 1881 年并一直持续到 1896 年，其广泛流行于中国远东和日本、埃及以及欧洲的德国等。纽约的高效卫生防疫工作制止了疾病向北美洲的传播，但是南美洲同东非一样遭受了疾病的暴发蔓延。

第六次大流行（1899—1923 年）西半球和欧洲的大部分地区幸免于难，在欧洲南部只有零星的暴发。然而，中国远东地区、日本、朝鲜以及菲律宾等却都没能幸免。

始于 1961 年的第七次大流行大致遵循了与第六次大流行同样的方式。在 20 世纪 90 年代初，霍乱重返西半球，从秘鲁向外传播到邻近的国家。霍乱的发病原因，一种被称为霍乱弧菌的细菌于 1883 年由科赫（Koch.R）及其同事首次分离。这是 19 世纪和 20 世纪的许多发现之一，这些发现为许多烈性传染病的传播方式和发病原因做了准确的鉴定。

（4）黄热病：在19世纪，黄热病在美国南部的城市特别流行，在南北战争前，有15次流行接连打击了萨凡纳（Savannah），有22次袭击了查尔斯顿（Charleston），至少33次袭击了新奥尔良（New Orleans）。战争结束后，重新开始的这种袭击在1878年的流行中达到高潮。这次流行进入内陆向上进逼密西西比河，从新奥尔良到孟菲斯（Memphis），留下了无数的死亡。显然，至少就所波及的美国而言，黄热病与参与贩卖非洲奴隶交易的记录平分秋色。疾病造成的人口损失甚至远远超过进口奴隶的数目。

黄热病还连续不断地杀戮加勒比海地区的欧洲人，当时大多数的西班牙部队在平定古巴1868—1878年的叛乱（十年战争），而法国人则在铺设穿越巴拿马（Panama）的铁路，接着又去修建运河。黄热病还屠杀本土上的欧洲人，连续侵袭西班牙、葡萄牙的众多城市，以及直布罗陀，并向北攻击了法国和英国的沿海地区。

（5）流感：历史上导致人口死亡最多的一次瘟疫既不是鼠疫也不是天花，而是几乎人人都得过的流行性感冒。暴发于1918—1919年间的流感，这场流感，源于美国，席卷全球，造成了2000万~5000万人死亡。这场流感的病原，到现在还不是很清楚，但一些病毒学家认为，它是一种突变后的猪病毒。虽然后人把这场流感称为"西班牙流感"，但是实际上首先起源于美国。据记载，1918年3月11日上午，肯萨斯州方斯顿军营的一位炊事员艾尔伯特·米丘到部队卫生所看病，症状似为典型的感冒，低热、中等喉痛、轻微头痛及肌肉痛，卫生员建议其卧床休息，到中午，有107名士兵出现病症，不到2天发病人数达500多人，其中部分患者因严重肺炎而病危。在那一年，近1/4的美国人得了流感，导致50多万美国人死亡，几乎一半的死者是健康的年轻人。由于流感为病毒引起的传染病，目前尚没有特效药可治，可以注射流感疫苗预防，有效率为70%～90%。但是由于流感病毒很容易发生变异，每年流行的流感病毒类型不一样，因此必须注射相同类型的疫苗才能发挥作用。

（6）中国古代的瘟疫：在中国古代，人们对众多急性传染病并未严格区分、鉴别它们之间的不同种类，遂笼而统之称之为"瘟"、"疫"或"瘟疫"。

汉武帝后期，国中已数起大疫。当时人认为，来自匈奴的胡巫及其诅咒是瘟疫的起源，匈奴（胡巫）通过疫马和疫畜传播瘟疫，当时人称为"伤寒"。这种"伤寒"有两个病征：特征一是因发高热而苦寒，《黄帝内经》热病篇中称"今夫热病者，皆伤寒之类也"。另一特征是患者体有斑疹或疹（所以称为"伤"），死亡率很高。自武帝后期开始，从西汉中期直到三国、魏晋的二百余年间，这种流行恶疫呈10～20年的周期反复发作，频频不已，绵延不断。在政治、经济、宗教、文化上，均对中国历史产生了极其深远的影响。

东汉末的张仲景在《伤寒论》序中悲痛地记载道："余宗族素多，向余二百。建安经年以来，犹未十年，其死亡者，三分有二，伤寒十居其七。"他"感往昔之沦丧，伤横夭之莫救"，发愤研究医学，"上以疗君亲之疾，下以救贫贱之厄，中以保身长全，以养其生"（《伤寒论》自序）。

建安二十二年发生过一次大疫灾。这一年，建安七子中的徐干、陈琳、应场、刘桢也都故去，魏文帝曹丕给元城令吴质的信中说："昔年疾疫，亲故多离其灾，徐、陈、应、刘一时俱逝。"可以证明他们是在同一场瘟疫中死去。《三国志·魏志·司马朗传》也记有："建安二十二年，与夏侯惇、臧霸等征吴，到居巢，军士大疫，朗躬巡视，致医药，遇疾卒。"这时司马朗才四十七岁。司马朗和王粲是曹操手下的要员，生活条件比一般人好，也没逃过这场疫灾，更不用说普通百姓了。

据邓拓的《中国救荒史》统计，自公元前 1766 年至公元 1937 年，中国发生疫灾 261 次。在 18 世纪末，清朝的云南省暴发鼠疫。清朝赵州诗人师道南在他的一首名为《死鼠行》的诗中这样写道：

"东死鼠，西死鼠，人见死鼠如见虎。死鼠不几日，人死如圻堵。昼死人，莫问数，日色惨淡愁云护。三人行，未十步，忽死两人横截路……人死满地人烟倒，人骨渐被风吹老。田禾无人收，官租向谁考……"

到清末，清政府开始采用科学方法来防治疫灾，如"宣统二年十二月，东三省鼠疫盛行。曾由外务部、民政部、邮传部随时会商切实严防，避免传染。于是，民政部就传谕内外城巡警总厅，下令捕鼠。晓谕居民注意卫生，加雇清道夫，严行清洁。并督饬内外城官办医院，添置防疫药品器具，以资应用。凡疫病发生的地方禁止出入，附近一带，竭力消毒。"后来发现这次鼠疫发生在满洲里，便又发电给地方官员和派出天津军医学堂帮办伍连德带着学生去哈尔滨协助防疫事宜；照会俄国大使，同时在沈阳设"奉天万国鼠疫研究会"，有英、美、俄、德、法、奥、意、荷、日等国医生参加，其措施已现代化并开始与国际接轨了。

2. 从瘴气到戾气：传染病的古典解释

在人类认清传染病的实质之前，曾对各种瘟疫的原因做过推测和猜想。早在公元前 116 年，古希腊医生就猜测沼泽地区的空气中存在许多微小动物，它们能侵入人的鼻腔及全身而引发疾病。但由于没有任何证据能使人信服，后来人们普遍接受瘟疫是由污浊的水潭或腐败的尸体所散发出来的有毒气体——瘴气所致的说法。这种看法在古代中国也有。所谓瘴气，就是指不卫生的东西。它们可以通过空气传播，造成瘟疫，当人吸入之后，就可能引起疾病。"疟疾"英文名为"malaria"，本意是坏（mal）空气（aria），沼泽地区空气恶劣容易发生疟疾。流行性感冒的英文名"influenza"是"影响"的意思，意为空气温度、湿度的变化而易发生此病。

隐约浮现出的真理，常被湮没在各种理论的迷雾之中。在相当长的一段时间内，医生们对疾病认识的进展集中在表征方面，记录了许多疾病的症状、体征，对各种瘟疫、热病和流行病逐渐有所了解，并能对预后做出恰当的判断。然而，他们对疾病的真正原因则知之不多。直至 16 世纪中叶，欧洲文艺复兴运动之后，随着人们自然观、疾病观的变化，医学家们开始探寻疾病的本原。

欧洲中世纪，被称为黑死病的鼠疫流行，欧洲居民染疫身亡几乎占 1/4。在与鼠疫的反复较量中，人们逐渐认识到，这类疾病与其他疾病不同，它们能在一个时候，使某一地区很多人患病，而且可由此人传及彼人，由此地传到彼地。人们竭力避免这种灾难，采取隔离、焚烧等方法来对付这种疫病。

15 世纪末，欧洲又出现了一种新的传染病。由于这种疾病主要通过性活动传染，有人将这种病称为"爱情疫"。意大利医学家伏拉卡斯托罗在《西菲利斯或高卢病》中，以清丽隽永的诗句描绘了牧人西菲利斯染此疾病的临床表现，从此人们就以牧人的名字西菲利斯命名这种病，译成中文即是"梅毒"。1546 年，伏拉卡斯托罗在研究梅毒和其他疾病的基础上，出版了《传染病》一书，第一次提出了"传染病"的概念。全书分为三篇：第一篇论述了传染病的原因；第二篇描述了天花、麻疹、鼠疫、麻风、梅毒等传染病的表现；第三篇论及传染病的治疗和预防方法。他把传染病的原因归之于一种肉眼所不能察觉的微粒或"病芽"。他认为各种传染病，是由各种不同的特殊"病芽"

所引起。各种"病芽"对不同的物种、个体有特殊的亲和力，不同年龄的个体对疾病也有不同的易感性。他还认为，随着环境的变化，"病芽"也可改变它的性质。因此，某些传染病可以发生周期性的变化。他提出了传染病的 3 种传播方式：一是由人直接传及他人；二是由传染物传及他人；三是传染物可借空气传播。他还指出水、沼泽等因素也可以成为传染病流行的原因。

伏拉卡斯托罗根据"病芽"学说提出传染病的治疗措施。他认为可以用药物杀死、驱逐、改变"病芽"的性质；采取寒冷、高热来破坏"病芽"；或用药物抑制"病芽"的腐败过程；或用相反物质来中和"病芽"的活力。他主张采用隔离、检疫制度等方法来阻止传染病的蔓延，用焚烧、烟熏、暴晒、冲洗等方法来处理传染物品，使"病芽"失去活力。他还提倡不去公共场所、不去病家、保持居室通风、注意个人卫生、服用预防药物等预防措施。在伏拉卡斯托罗生活的时代，显微镜尚未发明，他自然不知道细菌和其他病原微生物的存在。然而，他凭借丰富的经验和巧妙的逻辑推理建立起的学说，在今天来看，仍有许多合理成分。伏拉卡斯托罗也因此被誉为认识传染病的先驱。

早在 2000 多年前，中医已认识到有些发热性疾病与一般因受寒所引起的热性病（中医称为伤寒病）有所不同，由于对这类疾病的原因并不清楚，医生们主要从发病季节上来加以区别：因受寒而引起的热性病称为伤寒病；受了寒没有马上发病，而拖到春天发病，就称为温病。东汉名医张仲景在他的《伤寒杂病论》一书中，提出可以从患者的症状上来区别伤寒病和温病，认为伤寒病发热恶寒，而温病则不恶寒。

在相当长的时期内，中医将热性病的病因归咎为自然界不正常的各种气候因素：风、寒、暑、湿、燥、火。直到明代末叶，吴有性才明确提出，温病应当是一类独立的疾病，不论在病因、病理、症状和治疗上，都不能与伤寒相混淆。

明代晚期，疫病连年流行。吴有性目睹了"一巷百余家，无一家幸免；一门数十口，无一口仅存"的疫病流行惨状，深切地感到认识疫病原因、找到有效防治措施的重要性。在总结前人经验的基础上，他深入细致地研究各类温病的病证，提出了关于温病（即传染病）的病因、传播途径、传染方式、流行特点和治疗原则的"戾气"学说。

吴有性突破了历代医生所信奉的"六淫"致病理论，指出温病的病因是一种"戾气"，它与风、寒、暑、湿、燥、火不同，是一种物质性的东西。他认识到"戾气"可以通过口鼻侵入人体，也可由患者直接接触传染。只要是同一种"戾气"，不论是由哪种方式感染的，所引起的症状都是相同的。吴有性认为人感受"戾气"后是否发病，将取决于"戾气"的量、毒力和人体的抵抗力。若感染量大、毒力强，则很可能引起疾病；若感染量小、毒力弱、人体抵抗力强，则可能不会致病；如果人体因劳累、忧思等降低了抵抗力，那么也可能引起疾病。他对"戾气"、人体和疾病三者关系的认识是相当深刻的。此外，他对"戾气"引起的疾病有大流行和散发现象也做了精辟的论述。他还注意到"戾气"有不同的种类，不同的"戾气"可引起不同的疾病，所以他又将"戾气"称为"杂气"，并指出从大头瘟、痘疮、斑疹、痢疾和疟疾等不同的疾病上，可以认识到"杂气"的物质存在。

无论是西方的"瘴气"学说，还是中国的"戾气"理论，都没有真正揭示出疫病传播的原因。伏拉卡斯托罗的"病芽"学说由于缺乏物质证据，也基本上停留在猜想阶段，并未成为被普遍接受的理论。

3. 从避疫到检疫：传染病预防的制度化

公元前 293 年，古罗马鼠疫猖獗，许多人因此丧身。于是罗马执政官派使者去希腊向名医阿斯克雷庇亚求教免除瘟疫的方法。阿斯克雷庇亚见到使者后，将他所养的一条蛇送给使者，要他带回罗马。使者迷惑不解，他想："一条区区小蛇，怎能抵御凶猛的瘟疫？"当船驶经一个名叫梯白的小岛时，那条蛇突然离开使者，迅速地爬上小岛而再也没有复返。使者被这一情景给搞愣住了，静思片刻后，他恍然大悟。他立即赶回罗马，要求人们迁避到梯白岛，逃躲鼠疫，此后鼠疫逐渐减少。虽然这只是一则传说，但也可说明避疫措施在防止瘟疫传播中的重要作用。

在中国古代也有隔离避疫的传统，《晋书·王彪之传》载："朝臣家有时疾染易三人以上者，身虽无疾，百日不得入宫。"

欧洲采用隔离患者来避免传染的方法，是从中世纪才开始的。公元6—7世纪，欧洲麻风病流行，由于当时人们对于麻风病的原因和病理了解甚少，认为是上帝对人类的惩罚，因此十分恐惧，进而采取了一些相当严厉的措施，许多国家颁布法令，规定麻风患者必须居住在特殊的房屋里，不准随意外出活动。外出时必须身穿特殊服装，头戴有白飘带的大帽子，以提醒别人的注意。麻风患者成了社会的遗弃者，甚至有一些地方让牧师为麻风患者举行辞生祷告，祷告完后用一铲泥土泼在麻风患者的脚上，表示他已经被埋葬了。

这些措施，虽然在控制麻风病扩散方面有一定作用，但由于缺乏人道主义的关爱而受到社会有识之士的批评。公元736年，修士奥瑟玛在瑞士圣加仑创建了一所麻风病院，收容、照顾麻风患者，受到人们的普遍赞扬。当11世纪欧洲麻风病再次流行时，人们根据往昔的防治经验，迅速设立了麻风病院以隔离患者。至13世纪初叶，这类麻风病院在全欧洲共有近2万所，为控制麻风病的蔓延发挥了积极作用。

欧洲人从隔离麻风患者中积累了许多有益的经验，对以后其他传染病的预防有很大的影响。14世纪，欧洲鼠疫流行时，博洛尼亚大学教授瓦利格纳拉就明确提出，应该将鼠疫患者与健康人完全隔离。

1347 年 10 月，13 艘威尼斯船队从墨西那海港载运难民来到威尼斯，难民中有些人患有鼠疫，于是鼠疫就在这个城市蔓延开来。薄伽丘在《十日谈》中描述了当时受灾城市的凄惨景象："这疾病太可怕了，健康人只要一与患者接触就染上了病，仿佛干柴凑着烈火那样容易燃烧起来。……真的，到后来大家你回避我，我回避你；街坊邻居，谁都不管谁的事；亲戚朋友几乎断绝了往来，即使难得说句话，也离得远远的。这还不算，这场瘟疫使得人心惶惶，竟至于哥哥舍弃弟弟，叔伯舍弃侄儿，甚至妻子舍弃丈夫也是常有的事。最伤心、最叫人难以置信的，是连父母都不肯照顾自己的子女，好像他们并非是父母所生的。""……白天也好，黑夜也好，总有许多人倒毙在路上。许多人死在家里，直到尸体腐烂，发出了臭味，邻居们才知道他已经死了。……每天一到天亮，只见家家户户的门口都堆满了尸体。""每天，甚至每小时，都有一大批的尸体运到全市的教堂……等坟地全葬满了，只好在周围掘些深坑，把后来的尸体几百个地葬下去，就像堆积在船舱里的货物一样。这些尸体给层层叠叠地装进坟里，只盖着一层薄薄的泥土，直到整个坑都填满了方才把泥土封起来。"

这次大疫，对欧洲的生命、财产和社会文明都是一场浩劫，但也带来了某些积极的后果，正是这场浩劫震惊了人们，引起了公众和政府对环境卫生问题的重视。在瘟疫流行之初，意大利米兰市采取有力措施，使该城市在数月内未遭鼠疫侵袭。1374 年，威尼斯首先颁布条例，凡鼠疫流行时，所有来往客商，无论是已受传染的或有感染嫌疑的，一律不准进城。禁止来自鼠疫流行地区的船只入港。其他意大利城市也都先后照例而行。1377 年，在亚得里亚东岸的拉古萨共和国首先颁布了对海员的管理规则，规定距离城市与港口较远的地方为登陆之处，

所有被疑为受鼠疫传染的人，须在空气新鲜、阳光充足环境里停留 30
天后方准入境。不久，30 天的隔离仍被认为不安全，于是，又延长至
40 天，称为四旬斋，这就是现在海港检疫的来历。海港检疫制度的建立，
对于控制传染病流行起到了重要的作用。这项制度作为预防传染病的
措施，一直沿用到今天。

19 世纪以后，各国对传染病的预防都非常重视，就预防传染病问
题召开多次国际会议并拟定了有关协定。后来经过数次修改，1926 年
由国际联盟制定了检疫的国际守则。第二次世界大战以后，世界卫生
组织把检疫作为防止传染病传播的一项重要工作，制定了国际卫生规
则，要求各国遵循，成为防止传染病传播的重要保证。

4. 从细菌到病毒：揭开传染病之谜

法国著名科学家巴斯德在研究葡萄酒的腐败变酸问题时，敏锐地感
到发酵、腐败和传染病之间有着极为相似的共同点。他认为"急需推
进这些研究，为认真研究各种疾病的起因铺平道路"。他推测如果酒
精发酵的变化是由微小的、具有生命的有机物引起的，那么这些微小
的生物也可能引起人体的腐败性、化脓性疾病。巴斯德意识到自己已
经掌握了解释传染病的关键知识，于是决定转向传染病研究。

在巴斯德以前，医生们惯于用长长的拉丁语、法语词汇不厌其烦地
解释瘟疫，以及用"恶魔""命运""体质"等阐述疾病的原因。探
求真理的举动，往往会被认为是破坏医学秩序的捣乱行为。1850 年，
法国医生达韦纳在对死于炭疽病动物的血液做显微镜观察时，看到血
液中存在一种微生物。他从微生物在血液中的迅速繁殖来判断，认为
它们就是造成动物疾病与死亡的原因。达韦纳在给科学院的报告中指
出"在感染了的动物血中，细菌的出现先于发病现象"，并且指出，
只要血中不含炭疽病菌，便不会传播疾病。遗憾的是，他的观点遭到

了一些医学权威的反驳。他们认为这些微生物是动物死亡后腐败变质的结果，而不是引起疾病的原因。

巴斯德根据自己的实验研究，提出了疾病与微生物之间存在关联是确定无疑、无可争辩的。他指出，细菌是一切传染病的根源，细菌在人们中间传播，就会造成传染病的蔓延。如果能找到细菌寄生地，消灭掉他们，就能战胜传染病。1878 年，巴斯德在法国科学院宣读了著名的"胚芽说"论文，明确地指出："传染病、接触性传染病和感染性传染病的原因，本质上都在于有微小生物的存在。"

巴斯德的研究成果对医学界产生了巨大的影响，医学家开始根据巴斯德的思想来寻找防治疾病的措施。1865 年，英国外科医生李斯特采用消毒法对伤口和手术切口进行消毒灭菌，他用石炭酸喷洒伤口、手术部位、手术器械以及手术室施行消毒，经过几年的实践，外科手术后死亡率下降了 2/3。1874 年，李斯特在爱丁堡写信给巴斯德，将杀菌法的成功和外科医术的进步归功于巴斯德。

如果说巴斯德是病原微生物学的开拓者，那么德国医学家罗伯特·科赫则是病原微生物理论的奠基人。1862 年，科赫入哥廷根大学医学院学习，得到当时德国解剖学和病理学权威亨勒的指导。亨勒提出的传染病理论引起了科赫的兴趣，从此科赫开始了研究传染病原因的生涯。

早期的细菌培养是以肉汤为基质的。由于在肉汤里生长的细菌多种多样，互相混杂在一起，不便于分离和观察。一次偶然的机会，科赫从琼脂中获得灵感，他将肉汤琼脂倒入培养皿中，冷却后的肉汤凝固成胶冻状的平板。科赫轻轻地将带有细菌的接种器，在胶冻平板上划下几道线痕。几天以后，平板上出现了一堆堆单一纯种的细菌落。这是世界上第一次分离出纯种细菌。

在显微镜下，细菌是无色而透明的，很难看清它们的内部结构。为了能够在显微镜下清楚地观察细菌，科赫找来了多种染料，把它们滴在有细菌的玻璃片上，可是经过数百次尝试，这些颜色都未能使细菌着色。1856 年，英国化学家珀金，发明了一种色彩鲜艳、着色牢固的化学合成染料——苯胺。科赫得知后立即用苯胺染料试验并获得了成功。细菌染色法的发明，为以后的细菌学研究提供了极大的方便。他提出的"科赫定律"，即判断某种微生物是否为一种传染病的病原体的验证方法，成为现代病原生物学研究的基础。

科赫利用自己发明的技术，揭开了一个又一个病原细菌的真面目：

1876 年，分离出炭疽杆菌。

1880 年，与安柏林一起分离出伤寒杆菌。

1882 年，分离出结核杆菌。

1883 年，分离出霍乱弧菌。

1891 年，德国政府为表彰科赫的贡献，在柏林建立了传染病研究所，邀请科赫出任所长。为了研究传染病，科赫先后 10 次出国，足迹涉及非洲、印度和远东。他带领着学生研究了疟疾、鼠疫、伤寒、牛瘟、回归热、昏睡病等传染性疾病。为了表彰科赫对细菌学的贡献，1905 年，他被授予诺贝尔生理学或医学奖。

19 世纪末叶，在巴斯德和科赫的鼓舞下，一大批学者集中精力探求各种传染病的病原体，各种致病细菌的发现，使人们对传染病的原因有了初步的认识。20 世纪，科学家们又发现病毒在人类疾病中扮演更重要的角色。现已知道数百种传染病，如天花、脊髓灰质炎、流感、肝炎、腮腺炎、乙型脑炎、黄热病、狂犬病、麻疹、流行性出血热、艾滋病等都是由病毒感染引起的。病原体的发现为人类防治传染病奠定了基础。

在消灭了天花之后，世界卫生组织又制定了在 2000 年全球消灭脊髓灰质炎、麻风、麦地那龙线虫病等传染病的计划。这些计划目前都未能如期完成。

新的致命的传染病不时地出现，例如艾滋病、埃博拉病、西尼罗病毒病，以及重症急性呼吸综合征（sereve acute respiratory syndrome，SARS），均引起恐慌或造成重大社会问题。环球旅行的便利更是增加了传染病在世界范围内传播的机会和速度。恐怖分子用生物武器人为制造致命瘟疫的威胁也不能排除。瘟神的挑战无休无止，我们不能放松警惕。在与瘟神的作战中，人类也许无法获得全盘的胜利，但是却能够赢得一场又一场的战役，我们手中最强大的武器是科学方法和现代医学技术。

二、天花：迄今唯一被人类根除的疾病

1977 年 10 月 25 日，在非洲的索马里发现一个天花患者之后，全世界再没有发现一个新的天花患者，天花在全球绝迹。在此之前，人类已经和天花鏖战了千年之久。天花是迄今人类通过自己的努力，用科学的方法根除的唯一疾病。征服传染病的前途，仍是长路漫漫。作为一种烈性传染病，天花是如何兴起，又是如何在世界范围内传播开来的？

天花是一种古老的疾病。目前所知，古埃及就有天花的流传。发现的最早的天花受害者是埃及法老拉美西斯五世，在公元前 1000 多年前保存下来的埃及木乃伊身上，就有类似天花的痘痕。而曾经不可一世的古罗马帝国，相传也是因为天花的肆虐，最终国力衰退。

公元 4 世纪，中国晋代医学家葛洪记载了天花流行的情况。在葛洪撰的《肘后备急方》中，对天花病情有比较详细的描述："比岁有病

时行，仍发疮头面及身。须臾周匝，状如火疮，皆载白浆。随结随生，不即治剧者多死，治得差者，疮瘢紫黑，弥岁方灭，此恶毒之气。"这一记载，被国内学者认为是世界上有关天花病的最早记录。

天花的传播与人类的迁徙史密切相关。6—8世纪的时候，阿拉伯人向北非扩张，天花被带了过去。16世纪的时候，随着欧洲殖民者的扩张与探险，天花病毒被带到了新大陆。西班牙人攻击阿兹特克人时，天花也伴随着入侵者传到了墨西哥，致使当地人感染天花。起初的入侵者凭借火枪攻击阿兹特克人取得胜利，但因为人数较少，阿兹特克人不久就占据了优势，将西班牙人驱离出城，入侵者落下的各类物件被阿兹特克人当作战利品。不巧的是，其中一些物品，例如毛毯等，可能包含一些残存的天花病毒，引起了阿兹特克人的感染。这场战役的统帅以及许多士兵感染天花而身亡，导致阿兹特克人陷入惊恐失措的境况。此种情况不久也在西班牙人入侵印加帝国时得到重复，印加帝国因国王忽然死于天花，没有来得及指定合法继承人，致使帝国统治摇摇欲坠，西班牙人皮萨罗便顺势带军攻陷印加帝国。

历史上，有不少名人都得过天花。比如，16世纪的英国伊丽莎白一世，法国的路易十四、路易十五都得过天花。清朝的顺治、康熙、同治3个皇帝也得过。另外，不太为人所知的是，斯大林也得过天花。

在琴纳发明牛痘接种法之前，中国过去主要是采用人痘接种术来预防天花。目前比较公认的是起源于明朝，并从那个时候开始逐步推广，师承相授，世代相传，用来预防天花。实施人痘"接种"主要有4种方法：一是"痘衣法"（把天花患者的衣服给接种者穿上）；二是"痘浆法"（用棉球沾上疮浆，塞到接种者的鼻孔里）；三是"旱苗法"（把痘痂磨成粉末，吹入鼻孔）；四是"水苗法"（把痘痂细细磨成粉，用水调匀，再用棉花蘸了塞入鼻孔）。康熙很推崇人痘接种术，极力把它引入皇宫。清朝对预防天花是很重视的，还有专门负责种痘的职官。

17世纪以后，接种人痘预防天花的方法不仅遍及中国各地，并且也传到了海外。一般认为，中国的人痘接种术是1688年俄国医生来北京学习种痘后，经俄国传到土耳其和北欧。后又由土耳其，经当时英国驻土耳其公使的夫人蒙塔古传到了英国。

在琴纳发明牛痘接种术之后，实际上牛痘和人痘这2种接种方法是并存的，直到1840年英国议会通过法案，承认牛痘接种是更为安全的预防天花的方法之后，人痘接种才停止。

牛痘接种术最早是何时传入中国的，迄今尚有分歧。我国近代医史学家王吉民和伍连德认为，牛痘接种术的传入有3条途径：最早是1803年6月在中国的东印度公司收到一封来自印度的孟买总督的信，他希望看到在印度已推广的牛痘接种术也应用到中国，中国的东印度公司在同年10月收到了他于8月送出的疫苗。但经过长时间的运输，疫苗已失去了疗效，接种试验没有成功。第二条途径，是北京的医生雷曼（Rehmann）1805年为一些蒙古儿童接种牛痘，但是他的接种工作影响不大。第三条途径是1805年春季，在澳门的英国东印度公司医生皮尔逊推行的牛痘接种。

在传播牛痘接种术中最重要的贡献，是《英吉利国新出种痘奇书》一书的刊行。1792年，英国外交官马戛尔尼（Earl G. Macartney）以特使身份来中国洽谈中英缔约通商事宜，使团成员包括外科医生巴罗、参赞斯当东和斯当东12岁的儿子乔治·斯当东——他就是《英吉利国新出种痘奇书》的译者。乔治·斯当东在这一趟来中国的航行途中，向船上的2位中国教士学习中文。小斯当东聪明好学，很快就能说流利的汉语并能写中文。后来，在觐见乾隆皇帝时，他是使团成员中唯一能用中文交谈的人。

而牛痘接种术在中国的推广，应该归功于前面提到的皮尔逊医生的努力。他的全名叫亚历山大·皮尔逊，是一名外科医生。1816 年 2 月，他在呈国家疫苗局的报告中介绍了他将牛痘接种术引入中国的过程。他培养了一位名叫邱熺的中国助手。牛痘接种术得到广东十三行洋商的支持。洋行商人合捐数千金于洋行会馆，委托邱熺种痘。1817 年，邱熺写了《引痘略》这本书，运用中医医理来解释牛痘术，这样一来，牛痘接种术就被更多中国人接受了。

我们是如何做到彻底消灭天花的？

1940 年，冷冻干燥法的发明解决了疫苗保存问题。1966 年，第十九届世界卫生大会提出了在全球根除天花的号召。1967 年的调查表明，除北美和欧洲之外，天花在亚非拉各大陆都有流行，估计每年有 1000 万 ~ 1500 万人患病。世界卫生组织成立了专门的天花根除委员会，负责协调各国的天花根除计划以及提供技术与经济支持，各国政府也积极配合，广泛开展疫苗接种，通报疫情。经过全球各国的齐心协力，到 1973 年底，天花仅限于印度次大陆和非洲的埃塞俄比亚和索马里一角。1977 年 10 月 26 日，天花的皮疹出现在索马里的一位患者的皮肤上，这是天花的最后一个病例而且也是世界上的最后一例自然发生的天花。1979 年，全球天花根除证明委员会正式宣布了这一疾病的消亡。自琴纳发明牛痘接种法起，全世界的医学工作者经过一百八十多年的努力，终于在全球范围内根除了天花。1980 年第三十三届世界卫生大会宣告，天花已被完全消灭，人类终于彻底征服了这一病魔。

天花是迄今人类通过自己的努力，用科学的方法根除的唯一疾病。目前人类正在通过"计划免疫接种"努力消灭脊髓灰质炎，已获得了较好的效果，但尚未完全根除。白喉、麻疹、猩红热、伤寒、霍乱、鼠疫等传染病，也得到了有效的控制。彻底消灭传染病只是人类的美好愿望，由于许多传染病的病原体广泛存在于自然界，很难完全控制。消灭天花只是一个特例，因为天花病毒只能在人与人之间进行传播，因此控制了患者，采取有效的预防接种和隔离措施，就能取得显著的成效，但其他的传染病就没有这么乐观了。

实际上，除了老的传染病之外，20 世纪 60 年代以来，又出现了许多新发传染病，如埃博拉病毒病、马尔堡热、艾滋病、SARS 等，威胁着人类健康。此外，原有的一些传染病，如结核病、性病等因耐药性的增加而出现了复燃现象。迄今为止，在全球范围内新发现的传染病已有 30 多种，其中的一些传染病对人类的危害是相当严重的。对艾滋病、疯牛病、埃博拉病毒病、西尼罗病等传染病目前都还缺乏有效的控制措施，虽然这类疾病相对于慢性病来说只是少数，但它们对患者和社会造成的影响却是巨大的。

所以，人类依然面临着传染病的巨大挑战。人类社会活动的日益广泛，导致自然生态系统受到破坏，如开拓荒地、砍伐森林、兴修水利、探险旅游等。一方面，原来的生态系统遭到了破坏，引起许多生物的生存环境发生变化，它们或改变其遗传特征而适应新环境，或迁往新的寄居地，这些变化都可能产生对人类不利的影响；另一方面，人类活动范围的扩大和流动次数的频繁，也必将造成有利于接触新疾病和加速疾病传播的后果。艾滋病、埃博拉病毒病等新的病原体引起的新传染病，就是充分的证明。技术的广泛应用和工业化过程也会为新传染病的出现提供机会，例如，食品供应的全球化可能会导致某种地方性传染病转变为流行性传染病，输血、血液制品及组织器官移植造成的肝炎和艾滋病感染，滥用抗生素引起的耐药菌株的出现等，都提示人类应当关注技术应用中的负面效应。在全球化的进程中，不同国家、同一国家的不同地区社会经济发展常常不平衡，贫穷国家和贫困地区性传播疾病、结核病、疟疾等老传染病死灰复燃，并由此播散到其他地区，这些都是导致艾滋病等疾病广泛蔓延的重要原因。人类不良的生活方式也是造成新传染病流行的因素之一。

传染病远没有到退出历史舞台的时候。虽然在现代社会传染病的疾病负担整体上看是在逐渐减少，但在特定时段和特定环境下，传染病的疾病负担，尤其是社会负担可能是巨大的。突发性传染病对个体和社会的冲击力和危害性是难以估算的。因此，人类应当充分重视慢性病时代的突发性急性传染病问题。

在传染病控制过程中，政府的公共职能是非常重要的。最新疫情的发布，采取强制性隔离、检疫等严格措施控制传染源，防止疾病的蔓延，都是必不可少的。传染病预防中的重要一环是改善社会的卫生状况，国家可通过卫生立法和制订各种卫生法规来促进传染病的预防和控制。历史的经验证明，传染病的防治，仅凭生物医学的措施是难以完成的。即便许多传染病已有了非常有效的药物和治疗方法，但在一些不发达国家和地区，由于受到种种社会因素的制约，传染性疾病的控制仍然是相当艰巨的任务。因此，正如联合国儿童基金会指出的，不发达国家的传染病防治需要 2 个突破：技术突破和社会突破。而且，社会突破是决定性的。

三、癌症能被根除吗？

癌症是一类古老的疾病，早在公元前 5 世纪，古希腊名医希波克拉底就曾描述过乳腺癌的症状。虽然癌症自古存在，但并不多见，到了 20 世纪中叶，随着传染病、寄生虫病、营养缺乏性疾病得到了有效的控制之后，癌症对人类的危害才日益凸现出来。时至今日，我们依然尚未找到根治癌症的有效方法，因此，人们往往谈癌色变，癌症已成为当今世界对人类生命威胁最大的敌人，也是对现代医学提出的严峻挑战。

长期以来人类对癌症的认识十分模糊，直到 20 世纪 50 年代以后，随着分子生物学的兴起和生物化学的发展，医学家们才对生命的基本单位——细胞的结构和机制，以及涉及的癌症的发生和转化等关键问题有了比较清楚的了解，并通过对细胞的基本性质、细胞的环境、基因表达的调控、遗传变异、环境危害等方面的研究对癌症有了比较深入的认识。瓦穆斯和温伯格合著的《基因与癌的生物学》一书为读者展示了目前医学界在癌症研究领域取得的一系列进展。

《基因与癌的生物学》的作者哈罗德·瓦穆斯和罗伯特·A.温伯格都是国际著名的癌症研究的权威学者。瓦穆斯因分离出引起动物肿瘤的致癌基因，揭示了原癌基因的存在而获 1989 年诺贝尔生理学或医学奖。温伯格曾率先鉴别出能将正常细胞转化成癌细胞的人类癌基因，并首先分离得到了人类的肿瘤抑制基因。他们的研究使我们对癌的本性和发生机制有了一定的了解，即在复杂得多的细胞生物体内，当指导不同类型的细胞生长和成熟的遗传指令受到歪曲或不起作用时，出现的细胞过度生长并最终形成混乱的失控状况。

那么细胞生长和成熟的遗传指令为什么会受到歪曲或不起作用呢？作者简明扼要地介绍细胞的基本性质、细胞的环境、基因表达的调控、遗传变异、突变以及病毒在癌症发生中的作用等基本的生物学知识，告诉读者这些生命活动的任何一个步骤受到干扰，都可能成为癌症发生的诱因。因此癌细胞是由正常组织产生的，是土生土长的，而不是外来的入侵者。

为什么正常细胞会变成癌细胞呢？作者指出原因出在细胞分化受到了阻碍，但它们却具有无限的分裂能力，而表现出无限制的生长。

尽管人体的癌症多种多样，但是它们的基本特性却是非常相似的，即调控细胞生长的机制发生了故障。因此，探明这种机制是如何被瓦解的就成了癌症发生追根寻源的关键。

有关癌的起源有种种线索，早在18世纪，一位英国医生注意到童年曾做过清扫烟囱工作的男性阴囊癌的发病率特别高。19世纪德国医生发现沥青铀矿工人死亡原因中，肺癌所占比例很高。19世纪末，微生物学的奠基人巴斯德和科赫都曾试图证明癌症也像肺结核、伤寒和霍乱一样是一种传染性疾病。也有医生认为癌症是由慢性炎症转变而成的，因为他们发现抽烟和雪茄的人易患口腔癌和喉癌。还有一种理论来自达尔文的进化论和孟德尔的遗传学理论，即癌症被看成是遗传的，因为一些癌症可通过家族谱系追溯其根源。此外，癌症还被认为是一种文明和奢侈所造成的疾病，20世纪初的一项流行病学研究表明，癌症往往光顾那些富裕而尽情享乐的人。

这些早期的有关癌症起源的理论，都是建立在一定的观察事实的基础上的，然而，这些事实却是零碎的、孤立的，并不足以揭示出癌症的真正起源，但是，科学家们正是从这些零碎的、孤立的现象中，逐步获得了对癌症起因的深刻认识。正如作者所指出的，科学家们通过流行病学研究证明了癌症的发生的确与环境有密切的关系。更重要的是科学家们发现了可引起癌症的病毒，3～5个病毒基因就可以改变受感染细胞的5000个甚至更多基因的代谢方向，从而使正常细胞转变为癌细胞。这些基因也可能呈潜伏状态，在几周甚至几年以后，在某些外在因素的刺激下而表达，它们若感染生殖细胞，则可能传递到下一代，这就解释了为什么某些家系成员的某些器官对癌症有特别高的敏感性。这就是所谓的"病毒基因–癌基因"假说。但是，进一步的研究却发现，病毒只是癌变的原始诱因之一，因为人们观察到反复接触X射线等放射性物质后，癌症的发病率明显升高，有些化学物质也是强烈的致癌剂。因此，土生土长的细胞内的有些基因，在受到致癌剂的诱变后，也可引发癌症。于是，科学家们意识到细胞基因的改变是癌症发生的关键所在，无论是肿瘤病毒，还是辐射破坏，或是化学诱变，最终都作用在基因上。那么哪些细胞基因易于突变？发生了什么类型的突变？突变的生物学后果如何？这些问题成了科学家探寻的新目标。

20世纪下半叶，科学家在解决这些问题方面取得了新进展。如在20世纪70年代中期发现了原癌基因，80年代又分离出肿瘤抑制基因，也称抗癌基因。通过一系列的研究，科学家认识到癌症的发生与这些基因密切相关：原癌基因活化为癌基因，不断给予细胞强烈的生长刺激，但这一过程可能被肿瘤抑制基因所阻断。相反，若肿瘤抑制基因失去活性，同样也能导致细胞的过度生长，而且肿瘤抑制基因的失活可能比癌基因的活化更为重要。癌症的发生所涉及的机制十分复杂，它还受到细胞表面受体分子的功能、细胞内的转录因子以及编制细胞死亡程序等诸多因素的影响。科学家又发现原癌基因对于某些组织正常的生长发育是必不可少的。实际上，细胞内存在着错综复杂的控制网络，但它们的目的却是简单的，即决定某个细胞应该生长还是不生长，是进一步分化还是停留在目前状态。细胞的这种复杂网络保证了它的某种活动被破坏后，不会发生重要变化，只有当它在许多关键点都遭到破坏后，才会发生癌变。细胞的这种精美设计保证了癌症转化的事件只会以极小的概率发生。

在过去的100年里，科学家已在细胞和分子水平对癌症有了比较深入的认识，然而，令人沮丧的是，在减少癌症的发生率和死亡率方面却改观不大。当人们试图通过发现癌基因而去除癌基因以减少癌症时，却发现这些基因的正常产物是机体生长和发育所不可或缺的。在此基础上，作者回答了人们十分关心的一个问题：我们是否能根除癌症？作者无不遗憾地指出，从理论上讲，癌症对于像人类这样的多细胞生命而言是一种固有的疾病，因此那种期望彻底根除癌症的想法是于理不通的。当然，这也不是说人类对癌症束手无策，我们可以通过对癌症有遗传易感的人群进行严密监测，减少接触环境中的致癌物质，提高癌症的早期诊断水平以及发展更为有效的治疗方法等，使人类在这个不太理想的世界里生活得更好。癌症研究给人类带来的最大好处或许是能使我们更深入地理解生长发育、进化起源、免疫防御以及衰老死亡等人类生物学的基本特性，并最终回答人是什么、将来可能会是什么样子等对人类社会和自身发展十分关键的问题。

四、精神病如何消受得起雅致

19世纪以前，欧洲对疯狂的看法主要有2种：一种看法认为疯狂是道德败坏，是灵魂受到了恶魔的熏染，因为撒旦是沮丧、绝望和自我毁灭的根源；另一种看法认为疯狂也是疾病，是因为血液变质或黄胆汁过多刺激大脑而引起的。不过，无论是罪过还是疾病，对疯人的处置都是一样的，把他们关起来。有的是禁闭在家中，一般是锁在地窖或牲口棚中；有的则送到专门的管制机构——疯人院。疯人院大多与收容所和监狱设在一起，疯人也被用脚镣手铐束缚。即便给予治疗也是强制性的，如强迫服用导泻药物、持续催眠、用开口器撑开患者的口等，在这种情形下，禁闭疯人的处所无论如何都是雅致不起来的。

法国大革命以后，欧洲的医学改革家们在人道主义精神的引领下，解除了对精神患者的强制措施。法国巴士底精神病院的医生平内尔提倡"道德治疗"、英国的约克康复院采用"精神治疗"、德国浪漫派医生采用"道义治疗"等，核心都是以理性、仁慈的待人态度对待精神患者。顺应这一改革潮流，新型的精神病院建立起来，约克康复院就是其中较著名的一个。精神患者住进了干净整洁的病房，卸下了脚镣手铐；医院为精神患者营造了一个温馨的医疗环境，医院常有自己的农场和花园，园艺和农艺劳作成为治疗精神患者的"工作疗法"。

19 世纪的美国医学一切均以欧洲模式为圭臬。美国最早的精神病院——麦克连（McLean）医院就是仿照英国的约克精神病院创办的。约克精神病院，也称为约克康复院，它有着宽敞整洁的大厅、点缀鲜花的长廊、家庭式的病房，医院创办者通过营造出一种全新的病院环境来彻底改变过去那种疯人院的残忍形象，主张医生应以关爱、温情与照顾，如同对待孩子一样对待患者，依靠理性与社会支持，帮助患者恢复平静、有克制力的生活状态。

依照这种理念建造的麦克连医院选址在景色宜人的麻省伯蒙特镇的新英格兰林地，占地 97 万平方米。医院由当时美国著名景观设计师奥姆斯特设计，他非常喜欢伯蒙特的略带起伏的林地，甚至称赞说连树木都很聪明地长得疏密适宜，形成一处处的树丛与林间空地，沿着缓坡扩展开来，正好使他能将都铎式的宅邸和红砖房舍点缀其中。不同风格的建筑物有草坪环绕，再以灌木丛夹成的小道将医院的建筑连接起来。麦克连雅致、宁静的环境向人们展示的是"这是一个悲伤者可以得到庇护的地方；一个破碎的心灵可以找到愈合与安全感的避风港"。

麦克连医院的建立，使"疯人院"的外观发生了革命性的改变，它让人们知道，精神病院不一定令人厌恶，若你无意间进入这里，说不定会误以为走进了"不规则散布在田园景观中的绅士乡间住宅区"。当然，如此雅致的麦克连医院并非为一般精神患者所设，每周 20 美元的昂贵住院费，远不是普通人能承担得起的（19 世纪末美国工人一周的工钱常不足 4 美元）。入住者大多是波士顿上流社会的患者，包括许多著名人物，如诗人爱默生、两度普利策奖得主罗伯特·洛威尔、美国心理学之父威廉·詹姆斯以及诺贝尔经济学奖得主纳什（电影《美丽心灵》的主角）等。当然，还有许多名声显赫家族的患者也常是麦克连医院的患者。的确，麦克连医院以其优美的环境、优质的服务成为当时美国最好的精神病院。

不过若从精神病治疗方面来看，麦克连医院与其他的精神病院并无什么差别。由于精神病成因的特殊性，直至 20 世纪 50 年代之前，西方医学对于精神疾病的治疗始终没有一定之规。正如美国精神病学会主席梅伊所言，精神病学是"医学的游乐场"，在这一领域，内科学家、神经学家、心理学家、外科医生、妇科医生等都可提出一套自己的玩法，于是乎，各种"神奇疗法"如同走马灯似的变换在精神疾病的治疗领域。

平内尔的"道德治疗"似乎难以体现出医学技术的进步，显示不了医生的智慧与能力，因此，"道德治疗"不久就让位于其他各种治疗尝试。麦克连医院的医生们也积极应用当年时髦的疗法作为"道德治疗"或"静养疗法"的补充或替代。如水疗（患者被固定在淋浴室，用强有力的、如针刺般的水柱冲击，然后再用消防水管喷出的冰水冲洗）、长期睡眠疗法、电击休克疗法、低温疗法、胰岛素休克疗法、大脑额叶切除术等。这些被称为"伟大与孤注一掷的治疗"其实反映出"一切试图解释这些疗法有效性的理论都是错误的"。不过，医生们却似乎乐此不疲地尝试各种时髦的疗法。弗洛伊德的"谈话治疗"也是由麦克连的医生们引入美国的。

百年流光容易过。20 世纪下半叶，体现麦克连医院价值的全方位服务、长期住院治疗的模式受到了挑战。随着精神病药物治疗成为最常用的治疗方式，以及医疗费用的迅速增长，保险公司、保健组织以及政府医疗保险等都减少或停止了为精神患者支付长期住院的费用，更加强调快速诊断、立即处方、定期复查的治疗方案。精神患者很难再享受以往那种优雅的治疗环境了。

与此同时，麦克连医院也遇到了严重的财政问题，甚至到了濒临倒闭的境地。医院不得不出让大片土地以缓解财政危机。尽管在美国医疗机构的排名上，麦克连依然是首屈一指的精神病院，但无论是医院的医生还是住院的患者，无论如何都再难以优雅起来了。20世纪90年代以后，美国医疗保险方案已从支付13天的精神病院住院费用减少到了5天。麦克连在哈佛医院体系的改革中，其病床被削减了2/3，从300张床减少到100张床，真让人慨叹繁华落尽。

白居易有句诗，说是"大都好物不坚牢，彩云易散琉璃脆"。麦克连医院正面挑战人类最棘手的病症之一——精神病，选择的路数可谓优雅了，只是它的创建者怕没有想到，有朝一日却正是这番雅致，把这乡间庄园般的漂亮医院害得窘迫不堪。说来也是，在这事事求简求廉求快求多的时代，"雅致"二字岂是轻易提得？精神病这样沉重的人间苦楚，又岂能轻易消受这"雅致"二字？

在巨大的外界压力下，麦克连医院采用以土地换生机的策略，来筹划未来的发展。让精神患者重返医院是麦克连医院的努力目标。不过，这一策略最终是否成功，已不再像医院创建时那样，不仅取决于创建人的理想与实力，还要取决于整个社会对医疗卫生服务价值的认识与支持。

第三章 厚德尚道

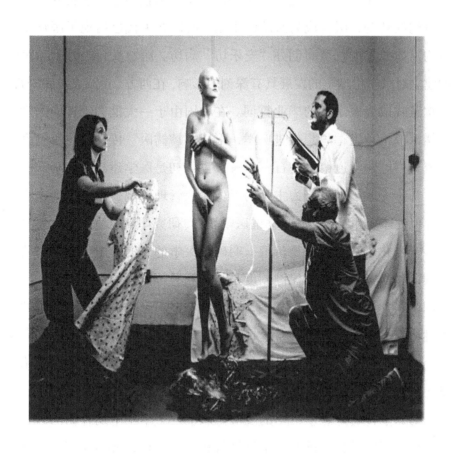

一、千年追寻：医学的道德价值

古老的医学在过去的一千年里发生了巨大的变化，其主要表现在医学的体制化、科学化和社会化3个方面，这些转变深刻地影响着人类对医学的目的和价值的认识。

第一个转变是医学体系的建立。从上一个千年的初期开始，以医学教育体系和医院建立为标志的医学建制化第一次浪潮，极大地推动了医学的发展。11—12世纪，在西方以神学院、法学院和医学院组成的大学成为一种标准建制。在中国，宋代医学教育纳入国子监，与太学、武学、律学并立。12世纪欧洲医院出现了以僧侣为主的慈善服务向医疗机构的转变，医生成为医院的主角。我国在宋代也出现了医疗慈善机构，如苏东坡在杭州创办"安乐坊"病坊。医学教育的体制和医院的建立对医学伦理学的发展具有深刻的影响，在西方《希波克拉底誓言》首次正式成为医学生的毕业誓词。在中国由于一大批儒生转向医学，把儒家的伦理道德思想带进医学，形成了"儒医"传统，并使儒家伦理成为中国医学道德的基石。18—20世纪初是医学建制化的第二次高潮，初步形成了以政府为主管的卫生行政管理体制、以医院为中心的医疗保健体制和以大学为主体的医学教育、研究体制。医学体系的重构，进一步强化了医学的道德价值，明确了医学的目的在于保障每个公民健康的基本需求。医疗保健制度是社会利益再分配的一种方式，尽管各国的医疗保健制度各不相同，但其核心是一致的，即保障公民的基本健康权利。医学体系的重建也促进了医学职业道德的建设，西方第一个关于医院人员的行为准则的奠基著作——帕茨瓦尔的《医学伦理学》就是在这一背景下产生的。

第二个转变是医学科学的发展。从上一个千年中期开始的医学革命，促进了医学各学科的迅速分化和发展，从1543年维萨里《人体构造》的出版到19世纪细菌理论的诞生，不仅极大提高了人类认识生命本质和战胜疾病的能力，同时也深刻地影响着医学伦理学的发展方向。20世纪以后，现代医学技术的加速发展，在不断满足人类的健康需求的同时，也导致了医学领域里的伦理学问题不断增多。随着遗传学、生殖技术的进步，产前诊断、遗传咨询、人工授精、代理母亲、克隆技术等广泛应用，引发出一系列的社会、伦理与法律问题。生命维持技术和器官移植的发展，引起了人们对安乐死和新的死亡标准——"脑死亡"的关注。传统的伦理道德观在处理生与死、个人与社会、传统与变革的矛盾中难以自圆其说，迫使人们不得不再次认真思考医学的目的和价值，探寻医学伦理学的新体系。在另一方面，医学科学的越来越细的分科，使许多医生进入狭窄的专业范围，专业化导致了非人格化倾向。医学科学关注疾病的生物学方面，而忽视人的社会、行为、环境和个人方面；只注意特殊器官和疾病，而忽视了作为一个整体的人。医学的这种非人格化趋势也正在受到人们的质疑。此外，医学高技术带来的卫生资源分配的道德问题也日益突出。医学技术带来的伦理难题已引起世界各国的高度重视，20世纪60年代以后，举行了许多国际会议，如"国际流产大会"、"人体研究的法律和伦理概念的新维度"会议、"人体实验和研究：价值和冲突"专题讨论会、医学的社会责任国际会议等，试图重新定义医学的目的，以确保医学技术为人类的根本利益服务。

第三个转变是医学社会化的发展。19世纪工业革命后，资本主义社会的矛盾和弊端开始暴露出来，社会改革的呼声也日渐高涨，马克思主义和社会改良主义对资本主义制度造成的道德堕落进行了批判，并基于人性论和功利主义提出改良社会的道德原则，其中十分重要的内容就是强调健康的权利。这些思潮不仅对医学伦理学的发展起到了推动作用，而且直接导致一系列保障公民基本健康和医疗保险的政策、法律和法规出台。在上一个千年的后期出现的医学社会化转变极大地提高了医生的社会责任感，弗兰克关于医生的社会责任观，超出了希波克拉底强调医生个人美德的思想。埃哈德强烈反对把医学视为商业活动。医学的社会化转变还强化了政府的医学责任和医生对国家的道德义务。随着工业化和都市化的发展，流行病、职业病等一系列公共卫生问题暴露出来。医学界的有识之士从理论上阐述公民健康与社会发展的关系，提出了医生的责任不仅是帮助患者，也应监督和管理公众的健康，同时也强调了政府在保护和增进公民的健康上有道德责任。

20世纪60年代以后，医学和社会的关系更加密切。医学伦理学也不再限于关心医生的道德责任，而扩大到生物医学的社会投资、生物医学技术对社会发展的长远影响等方面。此外，文化和社会运动也唤起了人们对医学伦理学的注意：医学的新发现和新纪录引起了涉及人类利益的问题；都市化、人口增长导致卫生保健供给的困难；生活标准的提高和教育普及增加了人们对医疗保健的新需求。随着消费者权利要求的增加，患者权利运动开始影响到卫生保健方面，妇女运动使生育控制和流产问题引起公众广泛关注。这些社会、文化运动，加上生物和医学科学发展带来的问题，导致了60年代生命伦理学运动的兴起。70年代以后，医疗保健中的伦理学问题受到了社会的广泛关注，生命伦理学在世界各国得到迅速发展。

回顾历史，人们可以发现，尽管在过去一千年医学发生了巨大的变化，人类的医学道德价值在内容和形式上也不断更新，但其核心依然不变，即保证医学技术更好地为人类利益服务。

二、淡定：医生应具备的一种品德

一百多年前，当时被誉为美国四大名医之一的约翰霍普金斯大学医学院教授威廉·奥斯勒，作为嘉宾在美国的第一所医学院——宾夕法尼亚大学医学院的毕业典礼上致辞。他致辞的主题是论述作为一名医生最重要的特质是什么？他选用了一个古老的拉丁词汇：Aequanimitas，我将之译为"淡定"。

奥斯勒认为，淡定是一个医生最重要的特质，是一种身体的美德，可让患者感知到的从容与理性。淡定不是冷漠与麻木，而是临床工作中的沉着与冷静，尤其是面对复杂、危重、紧急的病症，医生能理性地做出清晰的判断，采取及时有效的救治措施。淡定不是缺乏热忱与关爱，或许这一点会引起人们的误解，但是若医生不具备淡定的心态则患者更为不幸，医生的优柔寡断和焦虑，甚至慌乱，会让患者失去对医生的信任，丧失治疗的信心。从某种意义上，医生的在场本身就是最好的治疗。淡定不是无能与无奈，而是一种基于知识与经验的把控能力，是一种临床诊疗的境界。医生对患者的关爱并不能完全等同于笑容可掬、和蔼可亲的态度，审慎与冷静，才能使医生审时度势，从复杂多变的临床现象中厘清思路，做出正确的判断与决策。

因此，我们可以说，淡定是医生的一种应然品德。的确，经验也证明，选择学医者的那些特质：稳重、责任、细致、文静、宽容、厚道等具有普世性意义，无论东方还是西方的医生，莫不如此。恰如钱钟书先生所言："东海西海，心理攸同。"当然，也可能有缺乏这种特质的人选择了医学。不过，这不用担心，通过教育，即医学院的学习与熏陶，通过临床的实践与经验的积累，大部分人依然可以修得这一特质。

淡定不是麻木不仁、无所事事，淡定是建立在丰富的经验基础之上，是对疾病的复杂影响成竹在胸，由此，任何复杂难测的病情才不会扰乱医生的思维与判断，才不会妨碍有条不紊的诊疗过程。尤其是在医学技术高度发展的当今，在一定程度上，敏锐的感受力、冷静的判断、精细的操作不仅是衡量优秀医生的标准，也是一种医生的美德。

淡定不仅是一种身体的禀赋，也是一种内在的精神持守，是一种人生的哲理。当今社会的浮躁之风也蔓延到医学界，或许随着经济的发展，科研经费的增加，各类大项目、大工程层出不穷，有些人总是希望走捷径、跨越式地赶超世界先进水平，争着抢着要为科学发展做出自己的贡献。虽然这的确表达了急于改变现状的一种心气，但这种心气不加注意就会转化为浮躁，浮躁时间长了，就变成一种虚张声势的、随时都会破灭的气泡。浮躁的实质就是缺乏淡定，沉不下心来去做扎扎实实的学问，认认真真地解决科学的问题。

不确定性是医学最难破解的难题，也是患者的担忧与恐惧。人们总是希望找到绝对的真理，但遗憾的是，大多数情况下，我们不得不只满足于部分真理。生命与疾病的复杂性，使得即便是在充斥着基因组、蛋白组、疾病组等各类"组学"的今天，我们依然还是与博物学家和考古学家只能根据获得的化石片段来重建一个理想的生物一样，通过基因组的片段来建构我们对于生命与疾病的理解。我们需要走的路还很漫长。

淡定也是一种价值观念。毫无疑问，几乎没有人永远一帆风顺，总会面临生活的波折、事业的困境，甚至不得不承担失败的结果，但只要以淡定的心态对待困难与挫折，泰然处之，在困境中累积经验、保持平和，即使灾害和危机迫在眉睫，也能够坦然、勇敢地去面对，才能达到"富贵不能淫，贫贱不能移，威武不能屈"的境界。无论从事临床实践还是科学研究或者是行政管理，甚至转入其他行业，"独立之人格，自由之精神"应当成为一种追求的理想，实际上，也只有在此基础上，才能有所发明，有所创新，有所前进。

当今医生对于生命与疾病现象都有了更深入的认识，具备了更高精尖的仪器设备，掌握了更丰富的诊疗知识与技能，但并不一定比奥斯勒能更好地把握生命与疾病的意义与价值。我引用这位医学前辈推崇的2000多年前古罗马帝国五贤帝之一的皇帝安东尼倡导的一种美德——淡定，目的是想说明，知识易习，智慧难得。人生的智慧需要用一生的实践与觉悟来追寻。

三、当代医学人文的新探索

20世纪70年代以来，医学技术引发的伦理、法律与社会问题日显突出，从而激发了医学界与社会各界对医学的人文与社会科学问题的广泛关注，医学人文社会科学的跨学科研究随之孕育而生。20世纪80年代以后，欧、亚、澳等地区的医学人文学教育与研究也迅速发展。一般认为，一个学科的建立应有3个代表性标志，即在大学中设立教席、建立独立的学术团体以及拥有自己的专业期刊。在20世纪70年代以后，随着生命伦理学的兴起，生命伦理与医学伦理的学科得到迅速发展，在医学人文学科群中占据了突出地位。因此，有学者指出，在20世纪上半叶，欧美各国主要是通过医学史课程来培养医学生对医学中人文价值的认识，在20世纪下半叶，医学伦理取代了医学史，成为医学生认识和分析当代医学危机的工具。实际上，面对当代医学和卫生保健中日益增多的价值问题，人们认识到解释和解决这些问题需要更宽阔的视野。

虽然医学人文的概念已为学界所接受。然而，关于医学人文的学科性质、研究领域、学术范式等却存在着不同的理解。医学人文这个词具有多重含义，有人仅仅将之视为医学伦理学的同义词，或将其作为人际沟通技巧、行为科学的一部分，也有人提出医学人文实质上是一种人文的医学。著名生命伦理学家佩雷戈里诺（E. D. Pellegrino）则从医生素质的构成上来阐述他所理解的医学人文，他认为作为医学基础的人文学科包括文学、哲学、历史、艺术、音乐、法律、经济、政治学、神学和人类学等。这些人文学科在医学中具有正当合理的位置，它不应只是一种绅士的品质，不是作为医疗技艺的彬彬有礼的装饰，也不是为了显示医生的教养，而是临床医生在做出谨慎和正确决策中应必备的基本素质，如同作为医学基础的科学知识和技能一样。

我国医学人文社会科学的发展还处于起步阶段，急需深化学科的基础建设和提升学科的认知度。然而，由于医学人文社会科学方面的著作大多为零星出版，没有彰显出特色及形成品牌效应。"医学人文学"一词已为学界所接受，然而关于医学人文学的学科性质、学术领域以及研究纲领等却仍存在着不同的理解。究竟什么是医学人文学？俗话说："他山之石，可以攻玉。"因此，"北京大学医学人文译丛"推出几本近年来颇有影响的医学人文著作。

译丛选择了几位国际著名学者出版并广受好评的著述，其中包括美国著名医史学家罗森伯格（Charles E. Rosenberg）所著的《当代医学的困境》。作者是美国著名科学史家，曾任美国医学史学会主席，现为哈佛大学科学史系荣休教授。他的夫人福斯特（Drew Gilpin Faust）也是著名历史学家，是哈佛大学的时任校长。2002年初春，我去哈佛查阅著名生理学家坎农（W.Cannon）档案时，曾到科学史系拜访罗森伯格教授，谈话中我告知他我的主要兴趣是中国近现代医学史，当时他拿出一本《海关医报》，说这是相当重要的医史文献，应好好研究与利用。罗森伯格教授的成名之作是《霍乱年代》，他以社会文化史的视角，分析了19世纪3场袭击纽约市的霍乱，探讨疾病导致的医学与社会的相互作用，政府、宗教与民间团体如何应对瘟疫以及引发的社会巨变。

　　罗森伯格是美国医学社会文化史的著名学者，出版了多部医学文化史方面的著作，如《陌生人的照料：美国医院体系的兴起》、《解释流行病》以及《建构疾病》等。《当代医学的困境》是他的近作。他在该书中指出，20 世纪临床保健和生物医学研究发展迅速，为疾病的控制与治愈提供了极大的便利，然而，现代医疗技术也为患者带来了同样多的焦虑。罗森伯格清晰地阐明了生物医学还原论和医学作为保健、应用科学之间的辩证观，深刻地论述了科学、市场和社会政策的复杂性，重申了医学基本的社会作用。作者还对医学的科学和技术、价值和期待、商业努力与伦理关注等方面变化所产生的一系列难题做出了回应，对美国医疗保健体制提出了尖锐的批评。罗森伯格通过洞察医学实践的演进，阐述了人们应当从历史中吸取教训，并为医学的发展及其变革提供资鉴。

　　澳大利亚著名医学文化与社会学家鲁普顿（Deborah Lupton）所著的《医学的文化研究：疾病与身体》以健康和疾病的社会学作为出发点，就西方社会对医学是如何被体验、认知和社会构建的进行了广泛的讨论，引领读者从社会文化的视角理解医学、病痛和疾病。《医学的文化研究》除了对健康和疾病的社会学领域主要的理论进行评论和批判外，还就以下几个重要的问题进行了探索：健康、疾病和医学的社会文化分析，媒体对疾病的呈示，医学中的躯体，医学、病痛和疾病的语言和视觉形象，女权主义的视角等。在第二版中，每一章的内容都进行了彻底的更新，补充了最新的研究和理论发展。后现代主义、男性身体和新遗传学方面也补充了新的资料。《医学的文化研究》将社会学、人类学、文化研究、社会史和当代身体理论整合在了一起，该书对于从事健康和疾病社会学、医学人类学、医学史、卫生传播、护理研究和文化研究等领域的学生和研究者来说是一本可以细读的参考文献。

鲁普顿现任澳大利亚堪培拉大学社会学和文化研究教授。她在医学和公共卫生的社会、文化分析领域已经发表了多本著作，例如《数字社会学》《风险与日常生活》《情绪化自我：社会文化探究》《为公共健康而战》《健康规则：公共卫生与身体管制》等。

英国著名学者罗斯（Nikolas Rose）现任英国伦敦国王学院健康与医学社会科学系主任、教授。该系创建于 2012 年，是一个跨学科的学术研究机构，旨在通过社会科学研究来改变对健康问题的看法，尤其是向生物医学研究与临床学科的学生提供全球健康与社会医学方面的培养计划，提供一个跨学科的研究平台，培养能在未来从事健康领域有关社会科学、政策研究和全球治理方面的人才。罗斯曾在伦敦政治经济学院生物科学与社会研究中心任教授。2010 年，我负责组织"北京论坛"的医学分论坛"全民健康：医学的良知与承诺"。我们荣幸地邀请到罗斯来京参会并发表演讲，他的演讲《个性化医疗：一种新医疗范式的承诺、问题及危害》经整理、修改后在《北京大学学报》（人文社科版）上发表。

罗斯教授是福柯著作的最重要的注解者。近十年来，尤为关注当代生命科学和生物医学的概念、社会与政治维度。他将生物权力论用于解释 21 世纪生命科学发展所引发的一系列社会伦理与法律问题。他在 2007 年出版的《生命自身的政治学：21 世纪的生物医学、权力和主观性》从社会文化与政治的视角，审视了生命科学和生物医学的最新进展。作者生动地描述了人类基因组计划是如何改变我们的社会状况，如何重塑医学、公民职责和权力、种族以及其他政治结构的轮廓。近代以来，医学的主要目的在于治疗疾病、纠正身体功能的异常。随着医学的发展，医学技术对身体的认识已经深入到了分子水平，已经掌握了在基因水平操纵生命基本过程的新技术，目前它正在努力控制生命的整个过程。

罗斯指出，人类基因组破解所带来的将是人格、社会和血缘关系的众多改变，我们需要灵活地应对这些巨变。无论是恩格斯，还是福柯，均未能预见生物资本主义和生物政治学渗透到我们的主观性以及公民职责和权力的程度。罗斯没有对科学的进展高唱赞歌，也不像一些社会科学研究者那样持悲观主义的态度，而是对当下分子生物政治学进行了分析，同时对基因组、神经科学、药理学和精神药理学以及它们又是如何影响种族政治、犯罪控制和精神病学的进行了深入的考察。罗斯认为，生物医学已经从治疗实践转向生命治理；医学着重点不再是治疗疾病，而是治疗疾病易感性；我们对患者的理解已发生质的转变；医学激进主义新形势的出现；生物资本主义的崛起；生物权力的变异，罗斯对这些变化一一进行了分析。他认为这些发展将对我们的身份认同以及期望将产生深刻的影响。罗斯的这部《生命自身的政治学》为我们理解当今科学的复杂性，提供了一个极好的注释。罗斯教授著述颇丰，他论述生命政治学方面的著作还有《心理学情结》《精神的治理》《干预自我》《自由的力量：重构政治思想》等。

2006 年，卡拉汉（Daniel Callahan）及其助手瓦孙娜（Angela A. Wasunna）出版的《医学与市场》是一本评估市场对发达国家和发展中国家医疗保健影响的专著。该书对多个国家将市场理论和行为引入卫生保健所产生的实际影响进行了广泛而深入的评价。他们将卫生经济学家、保守市场理论的倡导者和单方付费或政府管制系统的支持者在市场理论辩论中所用的不同方法进行了对比。对从加拿大和美国到西欧、拉丁美洲和许多非洲、亚洲国家存在的市场化与政府管制之间的竞争进行了阐述。除此之外，他们还获得了主要市场行为的经济和健康效能，以判断其是否名副其实，其中主要的市场行为包括竞争、医生的激励机制和联合付费制，是当今卫生保健制度研究方面最重要的参考文献之一。该书既泛着浓浓的学术韵味，同时又妙趣横生、深入浅出，适合一般读者阅读。该书从全球化的视野，对社会价值、科学进步和公众的期望是如何塑造市场，以及对医学和卫生保健的作用进行了深刻而且犀利的分析。对于如何才能获得高效公平的卫生服务，进而更好地实现地方和全球医疗的目标，作者提出应超越定型观念、简单的二分法和简单的"市场"概念，从更宏观的层面来考察市场理论对全球医疗卫生体制的影响。

卡拉汉是当代著名医学哲学家和生命伦理学家，美国著名生命伦理学研究机构海斯汀中心的创建者之一。早在 1987 年，卡拉汉出版的《标定限度：老年化社会下的医学的目的》就引起了美国学界的广泛关注。卡拉汉敏锐地意识到，随着老龄化社会的来临，医疗保健将面临严峻的挑战，尤其是高技术应用和慢性退行性疾病所带来的高昂医疗费用，将对社会经济造成巨大的压力，医疗干预在伦理、法律、经济上都将遭遇两难的困境。医疗技术的发展，使越来越多的病症能够通过技术的干预而得以控制或缓解，而且人们也试图通过技术的干预来避免死亡。然而，不管采用什么高精尖技术、无论投入多少资源来设法推延死亡，那些患有不治之症的患者实际上并不能避免死亡，反而会因过多的医学干预而承受更多的痛苦，延长的只不过是死亡的进程。于是，卡拉汉提出现代医学的目的是否应该是不惜一切代价地避免死亡？20 世纪90 年代，他发起"医学目的"的讨论，邀请了不同发展程度的 14 个国家的医学家、哲学家等参与讨论，最后提出了《医学的目的：确定新的优先战略》的报告，报告阐述了医学的目的应该是：预防疾病和损伤，促进和维持健康；解除疾病引起的疼痛和痛苦；关怀和治愈患有疾病的人，关怀那些不能治愈的人；避免早死，寻求平和的死亡。

希望"北京大学医学人文译丛"引介的当代国际医学人文社会科学

领域最重要的学术成果，为我国医学人文学科的发展提供参考和借鉴。

四、医学人文：精神还是技能

"人文关怀""医学人文"等已经成为社会热议的话题。国内外医学界对医学人文精神淡薄的深层次原因已有共识，即在医学技术迅猛发展背景下兴起的"技术至上主义"，是导致医学人文传统出现断裂的内在原因。消除疾病而不是治疗患者成了医学的主要目标，于是，医生在患者诊疗过程中往往只关注了病症而忽视了患者。忽视医学人文课程是导致医学人文精神淡漠教育方面的原因之一。在现代生物医学模式之下，医学教育关注的是不断深入的医学科学和临床课程，而人文社会科学教育则与医学关系不大，直到20世纪70年代伴随医学技术发展引起的一系列社会、伦理、法律问题的出现，医学教育中人文学科的价值再次得到强调。人文精神是一种普适的人类关怀，就医学领域而言，医学的人文精神主要是指让患者得到尊重，让生命得到呵护。具体到医疗卫生体制和相关政策上，应体现为关注大多数人的利益，公平、公正地分配和使用医疗资源。因此，我们强调医学人文应是多维度的、多层次的，应关注医务人员的全面培养、医疗卫生的制度安排以及对医疗技术的深层反思。

我国医学界已意识到了医学人文是医务人员基本素质之一，开始加强医学人文教育和"人文医学执业技能培训"。从其培训内容看，有肢体语言训练、医患沟通基础理论及评价技术、对患者进行面谈诊断的技能、与患者共同制订治疗计划的技能、在危急情况下进行沟通、向患者通告坏消息的艺术、个人管理技能与团队合作、处理人际冲突、医生社会化技能等。培训通过案例分析、角色互换、观摩学习等开放式学习方式，帮助广大医生提高医患沟通技能，掌握以患者为中心的沟通方法，应当说是有积极意义的。

其实，该项目主要是参考美国推广执业技能的做法。在美国，已有很多医学人文学者认为该做法"规避风险"的意图太过明显，更倾向于强调"做一个不违规的医生"，而偏离了"让医生更加关注患者"的医学人文核心方向。

事实上，医学人文教育分为工具和价值两个层面，工具层面包括现在人们最关注的医患沟通、医学法规和伦理准则。但仅停留于工具层面，只关注技能培训是不够的。临床医生沟通技巧好、法律上不犯规、情理上不违背伦理，都不能代表医生是真正从患者的利益出发考虑问题的。这些技巧仅仅是在工具层面避免矛盾而已。人文精神强调心与心的交流，若单单运用沟通技巧堪称"伪善"，并不是真正的人文关怀。

因此，对于医学人文教育来说，更需要从价值层面思考，从整体角度去理解生命、理解健康、理解医学，懂得综合考虑病情、风险以及长期的生命质量，真正对患者负责。对医生来说，有些问题是必须思考的：为什么要选择医生这个职业？医生职业是要有强烈使命感、责任感的，选择就意味着奉献。

一名高素质的医生，不但要有高超的医术，也要有很强的责任感，善良正直，富于爱心。医学教育家奥斯勒曾说过，在患者最危急的时刻，医生的存在本身就是一种非常好的治疗。这种人文关怀的精神，是每一名医学院校的学生应当领悟和具备的。随着医学的不断发展，虽然掌握技术层面的内容很重要，但要认识到对患者关爱的态度才是从古至今始终不变的内容。

开展人文素质教育，不仅仅是在学生课程表上增添医学伦理、医学心理那么简单，还需要从医生队伍、教师队伍的实践做起，并从制度层面予以保障，实现医学、科学与人文精神的完美结合。我认为强调医学人文教育，并不一定就是要增加课时，医学人文重在教育而不在教学，熏陶比上课更具有潜移默化的效果。在教学工作中，我们强调一种思路，即"不要争夺课时""不要认为重视就等于加课"，而是力争把人文情操、人文素养的培养融入整个医学生的教育里面。效果的确如此，当学生们社会实践时亲临贫困地区做卫生服务社会调查，了解中国的社会民情，感受老百姓的健康需求之后，再次讨论自己的职业设计，那份从医的责任感比单纯授课、背诵条文要深刻得多。目前，我们与北京大学人民医院合作，尝试以案例讨论的形式使学生在临床工作中自觉地体会医学的人文价值，比如在器官移植、临终病症处理中，带教老师都要有意识地引导学生考虑患者的需求和利益，用最适合的方案帮助患者解决问题。

综上所述，医学人文学的目的是使医务人员能更好地了解医学的内涵、思想和观念，看到现代医学面临的挑战，更深入地思考重塑医学目的和价值的正途。若简单地将医学人文归结为执业技能训练，可能是舍本求末，或欲速则不达。

五、重新审视当下的医患纠纷

医患矛盾不是中国的"特产"，它是一个世界性的难题。据资料显示，80％的医患冲突是由于双方沟通不畅导致的，而医生的告知是医患双方沟通内容的一部分，那么首先，如何看待医疗机构的告知义务呢？

虽然医患冲突都是以个体形式表现出来的，但要认识和分析医患冲突问题却应当首先从总体上入手。我们必须确立几个基本前提或者假设：其一，医患关系的建立是基于共同的目标——祛除病痛，恢复健康，这是基础；其二，是医患双方都希望建立一种友善合作的关系，因为这对于双方都是有益的，在医治疾病的过程中存在双赢原则；其三，医患双方都认可"效用主义"（或功利主义，或结果论）的原则，即如果医生的医术足够好，不管医生是否确实关心他的患者，只要行为对患者产生好的结果就是善。由此我们可以推论，良好医患关系的基石是临床疗效。然而，从另一方面看，临床疗效取决于患者与医生的合作，合作又是建立在医患互信的基础上，而医患互信则需要有良好的医患关系。于是，我们可以认为，临床治疗与医患关系既是互为因果的，又是相互缠绕的。这也是为什么医患关系问题千百年来始终是医学中历久弥新的话题。

在医疗活动中，医患之间的沟通是建构医患关系的要素之一，而沟通主要通过语言来实现医疗信息和情感的传递。由于医疗行为具有高度的专业性，普通人要正确、完整地理解诊疗程序的具体内容存在着一定的困难。医生与患者之间处于一种信息不对称的状态，因而双方的沟通就显得尤其重要。随着现代诊疗技术的广泛应用，部分医生过于注重各类影像和实验室检查的结果，而忽视了医患沟通与交流的价值，出现了医疗活动"从交谈的艺术变成沉默的技术"的现象。因此才出现了80%的医患冲突是由于双方沟通不畅导致的局面。所以说，在诊疗过程中加强医患沟通，做好患者的知情同意是减少医患冲突的核心。

所谓知情同意，主要是指医务人员应向患者或其家属就诊疗范围、病情、诊断、治疗方案和转诊等方面内容进行讲解，并尽可能使患者及其家属充分理解和认识将要对其实施的医疗行为的相关信息，并征得患者的同意和积极配合。告知的内容具体有4种情况：一是，对疾病诊断的判断；二是，有创性诊治措施的说明，这包括可采用的侵入性诊治手段及其目的和可能出现的危险，以及不实施的后果；三是，无法诊疗的原因，这是指由于医生的专业水平或诊疗条件所限等原因造成不能做出最终的临床诊断和提供有效的治疗方案时必须向患者做出的解释；四是，对于需要转诊、转院及邀诊、邀治及其可能后果所做的建议和说明。从人文关怀的角度，医生应尽可能全面地告知患者与经济相关的诊疗方案，这叫作分享决策，医生可以根据患者的经济情况提出推荐方案，从而避免患者盲目选择。分享决策对于患者本人及其家庭是获益的，同时也维护了国家的医保政策，不仅降低了医疗费用，而且达到了"经济与治疗"双效合一的目的。医生都要以患者的利益为最大，通过这样的告知，为医患双方在未来的诊疗过程中达成相互谅解奠定基础。医生和患者应该是"同一个战壕的战友"，双方为一个共同目的——战胜疾病走到了一起，风险是医患共同承担的。健全良好的医患关系一直是医务界乐于所见的，医生清楚告知义务的范围，并使各种同意书发挥最大作用，不要流于形式，才能让医生更有效地建立起专业尊严，并让患者获得最完善的医疗质量服务，创造双赢局面。

从医学人文的角度，如何重新审视医患纠纷？

医患纠纷指医方（医疗机构或医生）与患方（患者或者患者近亲属）之间产生的纠纷。医患纠纷包括基于医疗过错争议产生的医疗纠纷，也包括与医疗过错无关的其他医患纠纷（如欠付医疗费的纠纷、对医疗服务态度的不满等）。除了因医疗过错引起的医疗纠纷外，医方在医疗活动中并没有任何疏忽和失误，仅仅是由于患者单方面的不满意，也会引起纠纷。这类纠纷可以是因患者缺乏基本的医学知识，对正确的医疗处理、疾病的自然转归、难以避免的并发症以及医疗中的意外事故不理解而引起的。临床诊疗结果具有不确定性，由此对患者造成的"伤害"，容易引起患者回溯性地寻找补偿，便形成了医患纠纷的导火索。一旦医患矛盾上升到医疗纠纷层面，医疗机构惯用的做法是"按住"，一是通过行政手段；二是医患双方通过几个回合的谈判，最终达成利益一致；影响最坏的是双方采取不理智的行动。其实，医疗纠纷不一定对医疗机构都是负面的，医疗纠纷即负面影响可能与我们习惯性的思维定式有关。由于医学技术的飞速发展、卫生法规的滞后以及医疗保障体制的不完善，医患之间都会面临许多从未遇见过的新问题，医患双方在认识和处理上必然会产生分歧，例如，在动用了各种高精尖诊疗设备后，患者还是不幸死亡，可能就是因为病入膏肓。若有患者家属因巨额花费未见成效一时不理解而出现纠纷，此时医生、医院、医疗行政部门则可通过解决这类医疗纠纷使公众认识到疾病的复杂性、医疗技术的有限性，从而提升社会对医务人员的信任度。所以，对医疗纠纷要区别对待，应因势利导，引导医患矛盾向好的方向发展。

我们以往常常习惯于采用行政手段来解决医疗纠纷，不愿意应用法律程序来解决问题。实际上，诉诸法律是公平、公正、公开解决社会争议问题的适宜路径。我们应该通过法律来保障正常的医疗秩序，真正地促进患者的安全，提高医学界的社会认知度及社会地位。处理医疗纠纷不妨尝试通过法律的途径获得有效的解决，通过法律程序解决医疗纠纷问题有助于树立医疗行业的社会公众形象，提高医疗机构的可信度。美国当代生命伦理学的发展就是通过对一系列复杂病例及其涉及的诸多高新医疗技术应用所引发的问题而展开的。尽管中国的法律不是判例法，但是一些典型案例的判决，既能够引起全社会的共同关注，逐渐建立健全相关法律法规，又可正确引导患者了解医疗技术在整个临床诊疗活动中的局限性，最终实现医患的和谐关系。

如何理解医学技术与人文精神的关系？

医学是与人类生命直接相关的科学，医疗技术是增进健康、减少疾病的艺术，卫生保健是关系到人类幸福的事业，医学理当是科学技术与人文关怀融合的最好结合点。科学技术与人文精神的渗透与融合是现代医学的理想目标。然而，在医疗实践中人们却发现，实现这种理想的融合并非易事，还有漫长的路要走，在相当一段时期内我们依然会面临科学技术与人文精神之间的不断冲突。

20世纪，随着医学技术的飞速发展而形成的"技术至善论"使新技术对医生的行为和医患关系产生了深刻的影响。现代医学试图以技术去消解医学的非技术维度，忽视了良好的沟通是解决医患纠纷的有效途径之一。一方面人类需要大力发展医学技术以保障和促进自身的健康，不得不突破传统观念，重建价值观、道德观，如生命质量观、生命价值观、脑死亡观的提出，充分反映出人类社会必须建立一套新的价值体系。另一方面，人类又警惕着高新技术带来的不利影响，设法确保使之为人类利益服务，避免其消极作用。认识医学技术既能造福人类，也可能给人类造成灾难，保持医学技术与人文精神之间的张力将有利于医学技术与社会文化之间的协调发展。在此，以人文精神确保技术应用的正当性是十分重要的。科学医学指导什么是正确有效的治疗，人文医学指导什么是好的治疗。在这种情况下，医生将对患者说，我有知识，我会用我最好的知识为你提供你所需要的最好的服务。

医学发展到21世纪已不再只是一门复杂的科学技术体系，同时它也演变成了一个庞大的社会服务体系。医学科学与人文精神的融合，不仅意味着对患者个体的关照，而且还蕴意着对群体的关照：确保每个公民都能分享医学技术的成就。尽管在为所有公民提供医疗服务上是有限的，但它体现了对人人享有卫生保健的公平原则的追求和起码的社会良知，确保医学技术沿着造福全人类的道路前进。因此，提倡医学的人文关怀是21世纪医学发展的主旋律，它不仅是对医生的要求，也是对整个卫生保健服务体系的期望。

六、临床医生应如何看待"SCI"

有关"SCI"期刊文章的价值问题，对于我国医学院校和临床医院的教学科研来说是一个很热门的话题。在讨论"SCI"前，我们首先应明确什么是"SCI"。"SCI"是一种用于同行评价的客观指标，一般用于基础科学研究，没有确定共识的情况下要获得同行的认同，研究论文通过匿名评审后在专业期刊上发表，表明了该论文获得同行专家的认可，是一种比较客观的指标。当然，科研与临床工作的评价还有一种是主观指标，谁的研究论文水平高、临床诊疗质量好，同行之间是清楚的。事实上，临床工作中有很多评价指标，临床服务以患者为中心，病看得好不好、患者是否满意，主要在于患者方面，而同行评价则占相对次要的位置。例如，某医生虽然业务能力并不是非常强，但他认真负责、善于与患者沟通，增加了患者的依从性，也可达到满意的临床治疗效果，尤其是对以慢性退行性疾病、生活与行为方式相关疾病为主的患者人群，综合疗效更为突出。

当下的科研评价，尤其在临床医学领域、教学领域，强调在"SCI"收录期刊上发表和引用，是将科学基础研究与教学、临床搞混了。用一个简单的指标来实施管理比较省事，但却往往与实际情况相差很远。当然，我们还要明确大学是干什么的。以前我们常说大学有3个任务：创造知识、培养人才和服务社会，现在又增加了一个任务，那就是传承文明。评价一个大学办得好不好应该按照这4个标准去衡量。就医院而论，可分为教学医院、公立医院、基层医院，我们应该按照什么指标评价？评价大学、评价医疗卫生服务机构、评价人才培养有不同的标准或综合考量。我们引入国外的评价指标具有一定的参考价值，评价主要采用客观指标也有积极意义。中国是人情社会，如果不用客观指标，对于管理者来讲也感到很为难，没有客观指标的评价的确也很困难，要做好客观指标加上主观指标，综合全面地评价对于管理者会更加辛苦，需要做更加深入细致的研究工作。例如，在评价老师时，课讲得好不好，听课的同学与老师一比较就知道，但到底用什么指标来衡量还真的很难。每门课程的特点也不一样，因此主观加客观应形成更加丰富的评价指标。我很赞同饶毅教授的一句话：我们的工作真的要为人类知识的发展做贡献。我们应该考虑在哪一本通用的教科书里面，哪一句话是你的研究工作。再进一步发展，如果我们工作成果能被中学的教科书所引用，如果有学者的工作成为小学课本的内容，那才是最伟大的，而在《柳叶刀》（*Lancet*）、《自然》（*Nature*）等上发表只是初步。如果你的工作揭示了自然的奥秘，丰富了人类的认识，并成为常识的一部分，才是对人类最重要的贡献。

七、生命伦理学的演化

生命伦理学是人文学科对自然科学和技术发展的一种回应。20世纪60年代是现代医学的转折时期。在生命科学领域，自1953年DNA双螺旋结构确立后，科学家们又连续在破译遗传密码、基因技术方面取得成功，开辟了探究生命奥秘与疾病机制的新路径。在临床医学领域，体外受精、心脏外科、器官移植、人工呼吸机等的应用，使医生们发现了解决疾病问题的新方法。

随着科学研究的深入和技术应用的普及，一系列新问题陆续涌现，如生死问题，最初由争论激烈的堕胎问题引起，后来延续到关于安乐死、自然死、放弃治疗和医助自杀等难题的讨论，这一争议在学术理论上引出了有关生命与死亡的重新定义的问题。另一个充满道德争议的是生殖技术引发的难题。由辅助生育技术衍生出的伦理问题，如代理孕母的身份与地位、婴儿能否视为制造出售的商品、谁是婴儿的合法父母等，成为现代社会的真实困扰。基因工程的利与弊也带来日益激烈的辩论，人们在企获基因科技的利益或医疗效果时，也必须承担如产生不可控制的病毒、基因库的简化、基因改造胚胎和复制对人性的伤害等风险。还有诸如人体和动物实验的伦理规范、医疗资源的合理公正分配问题以及公共卫生控制与管理，如艾滋病防控的伦理问题等，成为现代社会最引人关注的问题群。

如果说生命科学和医学技术发展是生命伦理学兴起的外在推动力的话，那么哲学、伦理学重新关注实际问题则是生命伦理学诞生的学理奠基。20 世纪 60 年代所流行的专注道德语言意义分析的"元伦理学"（meta-ethics）研究，被认为无法响应当时社会的众多迫切的伦理争议，因此，哲学家开始回到现实伦理课题的研究和分析，因而有应用伦理学的兴起，并成为 20 世纪下半叶哲学界的显学。有学者甚至认为是生命伦理学拯救了整个哲学与伦理学。

一般认为生命伦理学（bioethics）一词为威斯康星大学的肿瘤学家波特（Van Rensselaer Potter）所创造。他的生命伦理学与今日通用的意义并不相同，是期望建立一个综合生物学知识与人类价值体系的新学科。然而，几乎与波特同时，希瑞福（R.Sargent Shriver）等人在讨论创建一所融合生物学与伦理学研究为一体的研究所时，他们也自然地将这两个词组合在一起（bio-ethics）。因此，《生命伦理学的诞生》一书的作者琼森（Albert R. Jonsen）认为"生命伦理学"一词是"两地生"（bilocated birth）。不过，还有学者把生命伦理学的起源推到 1947 年审判纳粹医生后提出的《纽伦堡守则》。

在西方，生命伦理学的理论建构主要是来自传统的伦理学，如康德的义务论和功利主义。此外，许多普遍被接受的基本道德原则，如自律原则、不伤害原则、仁爱原则、公正原则，和一般的道德守则，如说真话、保密、尊重患者自主等，也被用以分析或论证某一问题解决的合理性。其中以 20 世纪 70 年代比彻姆（Tom L.Beauchamp）和查尔德斯（James F.Childress）提出的原则主义为主流理论。该理论试图把道义论、功利主义和西方哲学与神学中重视"爱"的传统综合在一起，提出了自主、不伤害、有益和公平四个原则。同时，他们还在这四个基本原则之外，另辅以若干低一层次的道德规则，如知情同意、诚实、守信、尊重隐私等一般的道德规则，用以分析和判断生命伦理的问题和案例，从而使这些道德原则和规则为各种伦理学所认可。而且，由于采用多条原则可以避免因单一的原则所导致的过于抽象，不易应用，避免单一化，可回应道德争议中的多元现象。

20 世纪 80 年代以后，人们开始对原则主义提出批评，主要由于此理论内部难以统一，尤其是当这些基本原则发生冲突时，该理论无法提供更好的响应程序。于是，其他一些伦理学理论，如德行伦理学、关怀伦理学或女性主义的伦理学等，也被用于分析和论证生命伦理学问题。此外，中国学者则从儒家立场试图建构中国的生命伦理观。

生命伦理学推动了自然科学与人文社会科学之间的对话。该学科的开场就是以一系列的科学家与人文学者的对话会议形式展开的，如1960 年秋在达特茅斯学院举办的"现代医学中良知的重要问题"讨论会，有多位著名学者出席，如洛克菲勒医学研究所微生物学家杜博斯（R.Dubos）、牛津大学荣誉内科教授皮克林爵士（Sir G.Pickering）、世界卫生组织总干事齐索姆斯（B.Chisholms）、美国神经外科学奠基人彭菲尔德（W.Penfield）、内科学家麦克德莫特（W.McDermott）、诺贝尔生理学或医学奖获得者、遗传学家缪勒（H.J. Muller）、美国总统艾森豪威尔的科学技术顾问凯斯佳科夫斯基（G.Kistiakowsky）等科学家，以及《两种文化》的作者斯诺（C.P.Snow）和《美丽的新世界》作者赫胥黎（A. Huxley）等人文学家。1962 年 Ciba 基金会在伦敦举行的"人类及其未来"讨论会、1965 年的"遗传学与人类的未来"会议、1966年的"生命的神圣性"会议以及 1967 年的"人类心智"会议等，都是由来自科学界和人文社会科学界的学者共同参与的对话会议。

实际上，生命伦理学迫切需要这种对话，无论是科学研究中还是临床诊疗上出现的伦理问题，不仅需要伦理学家的论证与解释，而且也需要科学家和临床医生的理解与践行。目前生命伦理学已分为临床伦理、研究伦理、公共卫生伦理等多个领域，而且研究伦理还可细化为基因伦理、神经伦理、干细胞伦理等不同问题。这种深入和分化，需要研究者具备更加专业的知识，需要自然科学与人文社会科学之间的融通。

生命伦理学也在体制上促进了科学与人文的融合，1991 年美国国立卫生研究院在批准人类基因组计划的预算中，划出 5% 作为研究开展人类基因组计划有关社会伦理法律问题的经费。这是联邦科学基金第一次在资助自然科学研究项目的同时，也资助与此项目相关的人文社会研究。此后，诸如艾滋病防治问题、干细胞研究等计划，都设立了有关人文社会科学研究的资助配套。目前我国生命科学领域的重大研究项目，如国家自然科学基金、"973"等资助的科学研究还没有相应的人文社会研究配套，这不能不说是个遗憾。中国更需要在体制上推进科学与人文的融合。

生命伦理学的兴起和热烈讨论却始自 20 世纪 60 年代，70 年代已成为一相当完备的显学，专书、学刊和专研中心纷纷成立，成为医药和伦理学界的热门科学，也受到医院、政府、法院等建制所重视和咨询。生命伦理学的发展和壮大也导致了一些问题：伦理学家由"江湖"步入"庙堂"，生命伦理学家进入总统伦理委员会、医院伦理委员会、食品药品监督管理局（FDA）伦理委员会等，从制度的批评者转变为制度的辩护者，甚至成了规则的制定人。他们也从担忧技术变为护卫技术，从批评的立场转变为辩护的立场：有了伦理委员会的论证，技术的合法性得以确立。因此，有学者担忧生命伦理学是否还能肩负其"良心"的责任。

八、医学人文教育的隐形课程

"隐形课程"的概念是由美国学者哈夫第在20世纪60年代末提出的，也被称为潜在课程、内隐课程、非正式课程、无形课程等。所谓"隐形"是指这类"课程"不包含在正式课程体系中，主要由学校的文化传统（包括硬件，如校园建筑风格、体育场馆、音乐厅、博物馆等；软件，如教风学风、教学科研传统等）、社团活动、社会实践等，使学生在学校学习经历中体验并形成价值观、社会态度和人生理想等。它与正式课程相辅相成，而且对学生的综合素质养成具有很大的影响。尽管"隐形课程"是一个引入的概念，但我国教育界对其内容并不陌生。实际上，我们过去学校教育中的许多课外活动都可以理解为"隐形课程"。只不过，我们大多将之作为思想品德和政治教育的渠道，而忽视了与正式课程或专业学习之间的有机联系。

医学人文教育是指在医学教育过程中通过开设医学人文课程，来丰富医学生对人性与社会的认识，提高医学生的文化品位、审美情趣、人文素养，培养医学生良好的专业精神和道德情操。目前我国的医学院校开设有医学史、医学伦理学、医学心理学、医学人类学、医学哲学、卫生法学、医学美学等医学人文社会科学正式课程。这些课程有助于医学生们从理性的层面理解生命、理解健康、理解患者、理解医学。

而医学人文教育的"隐形课程"则着重于帮助医学生从感性和经验的层面来体验生命的价值、患者的痛楚、医疗服务公平和公正的意义。

即通过人文、社科实践对学生的熏陶，通过亲历临床的体悟，如为医学生提供医学义工或临终关怀的临床实践来感受患者的疾苦和需求，体会到"医本仁术"的医学人文价值。

　　医学人文教育能不能教授？这个问题实际是问德行能否教授？医学人文教育包含有知识与德行两方面的内容。知识是能传授的，而德行能否传授有赞同和反对两种不同观点。我认为，即便德行不是教会的，但至少有些准则和规矩是能教的。例如，医患沟通的一些原则与方法，老医生是经过很多年才能体悟到，现在我们可以通过教育，让学生们更加主动地、有意识地去学习和掌握。虽然教育的能力是很有限的，只能帮助他们打开视野，将来能够意识到这个问题，但这就是教育的目的。

　　医学人文给医学生的是熏陶和意识的强化，营造这样的氛围，增加他们对此的接触，让他们学会多方面考虑，避免学生们忙于医学技术的学习而忽略了人文社会科学方面的知识，或者有学习的意愿却没有学习条件。现在有这样的学习条件了，以前学生做重大手术之前会看看手术路径、解剖层次与结构等，现在可能会再了解一下如何避免违规、法律纠纷，如何与患者沟通，至少可以有意识地去做。

　　医学人文学系的设立是医学人文学科建制化的一个标志。目前国内许多医学院校设立医学人文学系，是顺应时代发展的要求，是水到渠成。实际上，自20世纪80年代开始，我国的医学教育就开始改革，改革的核心内容之一就是随着社会的发展和疾病谱的变化，医学模式也需要由原来的生物医学模式转变为新的生物—心理—社会医学模式。为适应新的医学模式变化，医学教育中的医学人文社会科学的内容也应随之改变，尤其是高新医疗技术的发展和医疗保健制度的危机，医疗保健领域面临一系列的社会、法律、伦理问题，医学界更迫切地需要转换观念和决策模式，医学教育也面临新的挑战。在此情境下，我国的医学人文社会科学教育与研究得到了迅速发展。

在大多数医学院校，早期医学人文学科课程教学一般由政治理论课的教师承担，后来在此基础上成立了人文社科系（部）。一方面，由于知识结构问题，大多从事医学人文社科教育的老师，对医学理解不深，缺少对医院实际状况的体验以及对医患问题的研究。另一方面，由于人文社会科学不能直接产生经济效益，研究经费捉襟见肘，师资队伍不稳，致使我国的医学人文教育和研究发展缓慢。21世纪以来，随着国家的重视和社会的需要，这种状况开始好转，为医学人文学科的建制化提供了良机。

不过，我们还是应当看到，我国的医学人文学科建制化还处于起步阶段，还面临很多困难。我们讲的医学人文社会科学实际上是一个学科群，分布在不同学科领域里的。例如，医学伦理学按照学科分类是在哲学下面的伦理学，卫生法学则属于法学，医学史属于历史学。但实际上，医学的伦理研究、医学史研究、医学的哲学研究之间可以形成一个学术共同体，一个新的学科。我们现在不断提倡交叉学科，促使新学科发展，但是目前这种学科的划分还是有问题。我们呼吁以问题为核心的跨学科、多学科研究，真正形成一个平台，能够找到一个依托。但现在国家的社会科学基金、自然科学基金都没有这个方面的指南，这些基金应该是引导性的，像美国NIH、英国的国家科学基金等都有对与科学相关的人文社会问题研究的资助，它们都是以问题为核心，而我们现在是以学科来划分，不利于新知识、新观念的产生。

国外医学院校在医学人文教育方面积累的经验是值得我们借鉴的。从内容上，重视文化传统的价值和当代问题的挑战，如哈佛医学院开设的"医学相关的人类价值"论辩式研讨班，其文献材料主要基于自古希腊以来的西方文明和西方医学的经典，由学生组织并主持研讨会，讨论主题非常广泛，包括从谦卑与自负、友善与刻薄、利他与利己、美德与恶行、怜悯与残忍、宽恕与报复、高尚与卑贱、希望与绝望、道德与法律、公正与偏见、信念与便利、合作与对抗、需要与贪婪、世俗与精神、理性与信仰、发现与启示、科学与宗教、思考与感觉、客观与主观、理想与现实、实用与教条、先天与后天、机会与选择、决定论与意志论、因果与关联等 25 个"论点与反论点"中进行选择。在广泛阅读和讨论的基础上开展辩论。从方法上设计多种形式的教学，如以问题为中心、以案例为中心、以情境为中心、以小组为中心的教学等，可以调动学生的积极性，主动参与教学活动。此外，还可以动员和聘请拥有医疗经验或者参与过医疗过程的社会人员参与教学，如请癌症患者、接受过脏器移植的患者、退休医生授课，可有效避免理论与实践的脱节。

　　人文精神是一种普遍的人类关怀，表现为对人的尊严、价值的维护、追求和关切，对人类遗留下来的各种精神文化现象的高度珍视，对一种全面发展的理想人格的肯定和塑造。针对医学而言，主要是尊重患者，关注患者的生命，在治疗、公共卫生的政策上，关爱大多数人的利益，尊重他们的选择。医学的人文精神并不是今天才提出来的，在中国古代，医学被称为"仁术"，医生被誉为"仁爱之士"，行医治病、施药济人被认为是施仁爱于他人的理想途径之一。在西方，古希腊医学家希波克拉底认为"医术是一切技术中最美和最高尚的"。强调人体的整体性、人体与自然的和谐统一是古代东西方医学思想的共同特征，它们体现了医学的人文精神。

　　医学技术与人文关怀两者既不可或缺也不能相互替代，而需要保持一种平衡和必要的张力。而如何解决发展高新技术与适宜技术之间的矛盾、协调关心患者与治疗疾病之间的矛盾成为现代社会亟待解决的问题。临床医生沟通技巧好,法律上不犯规,也不违背伦理,但这些并不代表是真正从患者的利益出发的。那样的交流仅仅是一种技巧,从工具层面避免矛盾而已,仅仅是一个演员而不能称其为医生,因此要真正从价值的层面,而不是工具的层面来教育医生。能够真正对患者负责任的才是理想中的医者;懂得综合考虑病情、愈后以及长期的影响,才是一个真正有责任意识的医生的所为。

人文社会科学的本质就是反思与批评。现在的学生是将来医疗改革的实践者,今后的诊疗常规、制度、规范方面都面临着改革与挑战,他们的任务是,思考如何推进中国医疗体制的改革与服务向更好的方向发展,最终让医学真正惠及人民。我也希望医学人文社会科学教师与研究人员更加积极地参与到这项事业当中,努力推进它的发展。现在学科正处于建立之初,困难很多,但是国家和学校都很重视,社会也有这样的需求,有着重要的科学意义与社会意义,存在很大的发展空间。

九、医学史研究的多元化

有关"医学史"与"医史学"的争论在 20 世纪 80 年代就已开始。名词和概念的阐释见仁见智,对学科的定位与发展有一定的价值,然而往往也会陷入纠缠枝末细节"剪不断理还乱"的境况。一般而言,人们谈论"医学史"时指向是明确的,是与物理学史、化学史、生物学史等学科史平行的学科分支。不过,有时医学史的学科范围更大一些,可与科学史、技术史对等,如约翰霍普金斯大学的科学史、技术史和医学史项目,乃由该校的科学技术史系和医学史系联合设立,哈佛大学和耶鲁大学的科学史与医学史项目也是如此。还有《中世纪科学、技术与医学百科全书》《非西方文化的科学、技术与医学百科全书》等学术书籍的出版、"东亚科学、技术与医学史学会"及其《东亚科学、技术与医学》杂志，都是医学史与科学史、技术史并立。这种现象并非逻辑的必然。一方面，它是学科发展的历史痕迹。在欧美国家，医学史的教学与研究以及学科的建制化大多早于科学史和技术史，开始于18世纪，且设立在医学院，教学目的与其说是为了理解医学的历史演进，还不如说是为了学习前人的经验和说明疾病的原因，如同学习中医须读中医史一样，因此，医学史是作为一门医学学科而不是历史学科发展起来的。此外，由于早期的医学院大多独立建院，后来才逐渐合并入大学，医学史系和科学技术史系也一直维持着并存的局面。另一方面，医学史的确也显现出比科学史和技术史更丰富的维度，如医学不仅涉及本门学科的知识与技术，还涉及信仰和价值。因此，广义的医学已大大超越了医疗保健的范围，从个体层面上涉及人的生老病死，社会层面上涉及资源的配给、利用和可及性的公平与公正，文化层面上涉及不同传统对病痛、对生命、对死亡的理解与阐释。所以说，人们对医学史有更深层次的解读、有更多维度的审视、有更为丰富的呈现。

不过，早期的医学史，即作为一门医学学科的医学史，旨在总结前辈经验，继承和发扬医学传统之精华。20世纪60年代以后，西方学者将这类以名医传、大事记、知识进步和诊疗技术发展为特征的医学史，称为"传统的医学史"（traditional medical history）或医学的"辉格"史（whiggish history）。英国医史学家罗伊·波特（Roy Porter）认为，这是一种"由医生为医生写医生"（by doctors about doctors for doctors）的医学史。与此同时，西方人文社会科学领域的新理论、新方法和新观念对医学史研究产生了深刻的影响，医史学者开始摒弃简单的实证主义观点，从简单的人物评价和史实叙述转向更广泛地研究人类的健康与疾病问题。罗森（G.Rosen）认为："视角的改变常常揭示出事物的新的一面，医学史就是如此。通过以医学的社会特征作为出发点，医学史成了人类社会的历史，成了人类社会为处理健康与疾病问题所付出的各种努力的历史。"克拉克（E.Clarke）呼吁医学史应从传记和叙述的奴役下解脱出来，开展医学社会史、制度史和观念史的研究。法国年鉴学派的编史学纲领强调医学史研究应将健康、疾病和医学与当时的社会与文化联系起来。法国哲学家福柯（M.Foucault）关于"知识/权力"的分析，揭示了传统上被认为是进步的医疗干预的增加，可能潜藏着消极因素。他还指出了医学科学也广泛地接受了社会政治的价值。20 世纪 70 年代出现的这种"新的医学社会史"（new social history of medicine）以及 20 世纪 80 年代随之而来的医学史"文化转向"（cultural turn），将医生、患者、社会经济结构、文化传统、宗教信仰等均纳入其研究视野。

若将"医史学"理解为"医学编史学"（historiography of medicine），即有关医学史研究的理论和方法，我们可以认为，当代的"医史学"的确凸显出研究方法上的创新和研究领域的拓宽。它不仅推动了医学史研究的深入，也有助于人们全方位、多维度地审视医学及其与社会文化的互动关系。因此，也有学者提出应将"医学史"扩展为"卫生保健史"或更为广义的"健康史"。

"医学社会史"和医学史的"文化转向"，导致了医学史从过去以研究"伟大的医生"为主导的传统转向研究医学活动中的医生和患者及其境遇；从记录医学的胜利转向探讨医学面临的问题与挑战；从考察疾病认识的历史进程转向探讨疾病复杂的社会影响的转变。当代的医学史研究不仅关注医学理论和技术方面，也关注人们对于健康和疾病的理解、患者对医学的信赖程度以及对医生的态度，关注卫生保健制度及其社会价值等问题。医学史的研究也呈现出多维性，如疾病史研究注意到个人和公众对疾病的反应、女性医生的社会地位、医学职业化与医疗权威的建构、殖民地国家的医学发展模式、全球化进程中的疾病传播及其对国际卫生政治的影响等。当代的医学史研究人员已清楚地认识到医学史不仅是研究医学的学科发展史、技术进步史，而且更多的是试图重构过去医学的图景，探究作为社会和文化现象的医学在过去是如何起作用的以及对于当时人们和社会的价值与意义。

不过，"医学社会史"和医学史的"文化转向"，尤其是那些受到科学社会知识学"强纲领"影响的研究，也受到了一些医史学家的批评。例如，有些学者简单地批评现代医学的"帝国主义"，认为现代医学是以生物医学的名义，将政治和道德偏见自然化和生物学化；有些学者好像只要引用福柯、伊里奇和阿尔都塞的话语其观点就成立了。因此，笔者曾指出，那种脱离了医学的医学史研究，似乎存在着完全否定生物医学知识的客观性，否定疾病的生物学基础的倾向，这是我们在提倡"医学社会史"和医学史的"文化转向"研究时应当警惕的。值得庆幸的是，"强纲领"的社会建构论的时髦已为大多数医史学家所超越。新一代医学史研究者继续探索着新路径，对于新的理论保持着敏感性但不刻板地搬用，更加关注从不同的原始文献和档案资料中，通过案例研究来建构过去多元、丰富的医学或卫生保健图景，探究其在人类生活和社会发展中的地位和价值。

我国的医学史总体上看仍集中在传统的"医学史"研究领域，如对古代疾病病名的考证，疾病的流行病学史，诊断、治疗与预防成就的评述等，仅有为数不多的研究涉及医学社会史和文化史。令人鼓舞的是，近来医学史研究开始显现出多元化的发展势头，尤其是一些综合性大学的史学研究者开始关注医学史、医疗史、保健史问题。由于从事研究的学者基本来自历史学界，因此，他们更多地从社会文化维度切入，以生命为主轴去探讨一个社会对生命的解释和维护生命的方法。他们主张"把医疗史的问题放在社会的脉络来看，更能落实历史的研究——以人群的生命历程为核心，了解每个社会如何处理凡作为人都不可避免的生老病死的问题。不只研究外来医疗文化的影响，也借着医疗史探讨社会深层的心态"。从近年来举办的几届国际医学史研讨会也可看到医学史研究的转向。医史学界应以开放的心态，积极推进我国医学史研究的多元化发展。

第四章　审视医学

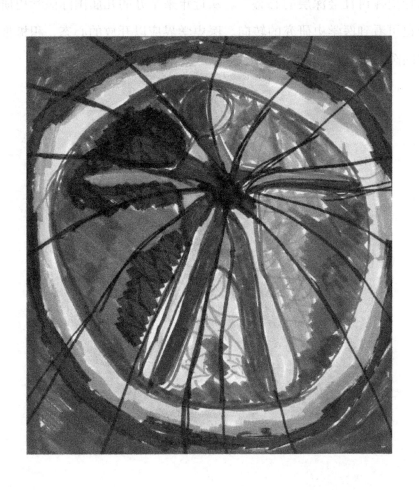

一、做得越好，感觉越糟：一个现代医学的悖论

在过去的一百年里，医学所取得的巨大成就是人类历史上任何一个时期都难以比拟的。人们的健康状况得到了显著改善。然而，"看病贵""看病难"却成为当下人们议论最多的话题之一，也是人们对现代医学和卫生保健抱怨最多的地方。上至中央政府，下及平民百姓，都期望找到解决问题的灵丹妙药，行政官员与专家学者提出了种种对策，认为通过不断改革就可找到突破点。然而，无论是从经济学、管理学的学理上分析，还是从公共福利和社会公正的道义上的主张，都似乎忽略了对造成这一原因的根本问题的追问，即对现代医学本身的追问。

1. 高新技术的发展与疾病模式的变化

"看病贵"，一般人们将之归结为药价虚高、乱收费、过度诊疗等。然而，当排除了追逐利益的因素之后，人们发现"看病贵"的问题依然存在。由于医学技术的发展，过去许多无法治疗的疾病，现在有了某种治疗手段，甚至可以治愈，但这是以高额的费用为代价的。还有相当的医疗技术是用以支持生命功能的，相当大量的费用花在生命的最后阶段，因此，我们应该追问，这些技术究竟是延长生命，还是延缓了死亡的进程？人们在欢呼医学技术革命时，却又套上另一个枷锁。现代医学的发展对社会经济的依赖越来越大，从西方发达国家卫生保健费用占 GDP 的比重就可清楚地看到这一点。

人们对当代医学的不满不是当下中国特有的，早在 20 世纪 60 年代，欧美发达国家已充分暴露出高新医疗技术广泛使用所导致的高额医疗费用问题：医学技术在提供延长生命的手段的同时，医疗费用的急剧攀升，成为各国政府最头疼的问题。巨大的医疗保健费用是任何社会都难以承受的，因此，各国陆续推出了医疗保健改革计划，但时至今

日，在控制医疗费用方面依然成效不大。不过，有学者指出，GDP 中医疗费用所占比例的上升，反映的是社会福利和人民生活水平的提高。从国际趋势看，随着国家经济发展水平的提高，卫生总费用占 GDP 的比重也在不断增高。2010 年低收入国家卫生总费用占 GDP 的平均比重为 6.2%，高收入国家该比重平均为 8.1%，金砖国家中巴西和印度该比重分别为 9% 和 8.9%，2012 年中国卫生总费用占 GDP 的比重仅为 5.1%，表明中国还应继续加大卫生资源的投入。

此外，老龄化进程的加快，以慢性病、退行性疾病为主要特征的疾病谱改变，需要在诊疗与照护方面有更多的投入，这也是医疗费用大幅增长的主要原因。因此，只有对所谓"看病贵"的原因进行全面、深入的分析，才能避免简单的抱怨，找到适宜的解决途径。

2. 疾病谱的变化与疾病观的后滞

随着现代医学的发展，医疗保健的性质和内容都发生了深刻的变化，人们的健康观、疾病观、医疗观和生死观也应随之发生改变。然而，人们在追求健康与长寿时，忽视了生命的过程性，认为疾病是身体的异己和敌人。实际上，疾病既可能是来自外来因素的侵袭，也可能是生命过程的一个组成部分，身体功能的衰弱，某些老年性疾病本身就是身体自我结束的一种机制。科学地认识疾病、正确地对待疾病，需要观念上的革新。

医疗保健矛盾状况的原因是多方面的，寄期望于某种治疗方案而找到解决疾病的万灵药只不过是一种幻想。因此，人们无奈地感叹道：医学做得越好，人们感觉越糟。问题在于，我们是否需要重新定义我们的医疗保健服务，是否需要重新建构我们的医学观。

几百年来，医学的目的就是"保障健康，延长寿命，减少疾病"。不过到了 20 世纪 90 年代，有睿智的医学家提出重新审视医学的目的，经过多国学者几年的讨论，最后提出医学的目的还应增加一个，即避免早死，保障有尊严的死亡。这是人类首次将处置死亡问题纳入到医学的目的。以前医学旨在救死扶伤，永不言弃，只要有百分之一的希望，就要付出百分之百的努力。但是，随着疾病谱的变化，随着老年化社会的到来，随着生命维持技术的发展，医学如何处置死亡成了一个必须随时面对的问题。处置死亡问题，首先是避免过早死亡，另一重要方面则是让那些临终患者有一个尊严的、安宁的死亡。

3. 警惕过度诊疗的弊端

医药技术与医疗保健产业已成为国家经济的主要动力之一，全球各大生物医药公司股票基本保持上升趋势，但它又是以消耗患者的费用为代价的。"制造疾病"已成为一个人们关注的词汇，一些所谓健康问题、亚健康概念的推广，既可能加强了人们的保健意识，又可能将生理性差异或自然的衰退都转变为"疾病"，诸如缺钙、更年期等。因此，有人说，医学越发达，疾病越多，如通过基因检测来诊断未来可能出现的疾病风险等。

人们大多将对医学保健的怨愤指向医院或医生，医院与医生也感到委屈。当前医患关系的紧张是医学技术异化、医疗服务商业化的集中反映。指望医院与医生，只能解决部分问题，同样，政府的管理与调节也是有限的。解决过度诊疗问题，还需要重新审视现代医学技术发展中自身所面临的困境，需要提倡适宜诊疗的观念。

不过，如何抵御金钱的诱惑，对于临床医生来说也是一个严峻的挑战。临床新技术的应用、新药物的推广大多来自医药企业的资助。毫无疑问，临床医生是需要这些资助的，其有利于医生更充分地、更全面地评估技术的安全有效性与药物的疗效，然而，临床医生也必须保持独立性与客观性，虽然获得了厂商的资助，但须提供不受干扰的、不带偏见的结论。厂商对于临床医学研究的这种支持是必要的，是其财富对社会的回馈，不能作为干预的借口，更不能左右医生的判断，不能损害患者的利益。当然，要处理好临床研究与临床应用中的利益冲突是非常复杂的问题，但是我们必须记住中国的古训"君子爱财，取之有道"，不能够获取那些不合法的利益。只有如此，才能有效地避免为了经济利益而对患者实施过度诊疗的不道德行为。

二、新的综合：探寻从生物进化到
文化进化的机制

哈佛大学爱德华·R.威尔逊教授的名著《社会生物学：新的综合》中文全译本问世离原著的首次出版已过去30多年了。离中文缩节本的出版也有20多年了。正如在该书2000年英文版重印的介绍中所说，《社会生物学：新的综合》自出版后所引发的讨论至今仍激荡不已。

20世纪70年代，随着分子生物学和遗传学取得了多项重大突破，"基因决定论"，即生命的各种性质和活动都是受基因控制的，成为广泛流行的一种思想。探究人类社会行为的生物学基础也凸显为受人关注的问题。尽管威尔逊声称"社会生物学是动物学中的一门发展兴旺的学科"，他只是期冀"从群体遗传学和行为生物学出发，找到有助于我们进一步理解那些与人类的社会行为不同的动物独有的社会行为"，但实际上，他的最终目的是使"社会生物学成为社会科学的基础，并将一些神秘现象纳入自然科学研究的范畴"。因此，该书出版后，最受争议的内容是《社会生物学：新的综合》575页篇幅中占30页的有关人类行为的简短论述。

威尔逊坚决反对批评者冠予他还原论者或基因决定论者的称号，认为这是批评者树立的一个稻草人。他指出任何一个认真读过该书的人都会相信他不仅重视还原论，而且也重视综合和整体论。在这一点上我很认同威尔逊的看法，因为我时常读到一些对现代医学还原论的批评，其实批评者并不了解现代医学无论在研究进路（方法论），还是在对生命特征（本体论）上，早已摆脱了还原论的羁绊，在综合研究与整体研究方面都取得了重大进展，而且将还原论方法与综合研究的方法有机地结合起来。

《社会生物学：新的综合》的中文全译本 130 余万字，拿在手上沉甸甸的，要通读并非易事。不过，我还是有选择性地阅读了部分章节，一是因为有关人的社会行为的生物学基础一直是我最感兴趣的问题；二是为了教学需要做些功课。作为一位医学史研究者，我对疾病观念的演化颇为留意。例如，同性恋问题。在人类历史上，同性恋在相当长的一段时期里，一直被认为是一种罪孽或道德败坏的行为。19 世纪以后，同性恋被认为是一种心理或精神疾病，也有人从社会学、文化民俗学等角度对其开展调查和研究。研究人员大多承认，同性恋除了有社会、家庭、文化和心理等因素外，还存在着生物学基础。1974 年，美国心理学会和精神病学会发表声明，同性恋不是疾病，也不是病态，而只是一种正常的只占少数的性指向，因此不必对他们进行矫治。

1993 年，美国学者声称同性恋者和有同性恋倾向的人在其 X 性染色体长臂顶端区域有一个叫作 Xq28 的基因，是这一基因决定了人们在性取向方面的差异。此外，还有学者用动物的性行为研究为人类的同性恋行为提供了许多旁证。还有人提出，生物和人的发育、行为等也是千姿百态的，符合世界是多样性本源的原则，也因而才能构成丰富多彩的现实世界。性取向没有好坏之分，只存在多数与少数之别。

不过，从社会生物学的观点看，生物并不是为了自己而存活的，而是为了产生另一个生物，或者更直接地，为了产生基因，"有机体只不过是 DNA 制造更多 DNA 的途径"。因此，不会产生下一代 DNA 的性行为，从进化论的角度看必将被淘汰。或许有人会讲，现在可以利用克隆技术，但是，只有有性生殖可增加遗传的多样性，而遗传的多样性可使生物更好地适应环境。有性生殖的群体与无性生殖的群体相比可创造新的遗传组合，可更好地适应环境的变化。无性生殖永远产生其特定的一些组合，当环境发生波动时，它们就可能走向灭绝。

考究人类道德的生物学基础，无疑是对现有道德理论的巨大挑战。一般认为道德是从学习中获得的，是后天教化的结果。威尔逊提出了一个"伦理的遗传进化"（genetic evolution of ethics）的观点，即通过研究下丘脑边缘系统情感中心的活动，将其解释为一种生物适应性，可以破解伦理准则的意义。他认为，人的下丘脑边缘系统"知道"，决定这一系统的基因只有在它对所决定的复合行为反应时，能够对个人的生存、繁殖和利他行为产生综合的有效影响，这种基因才能最大限度地传播下去。或许这可为孟子的"恻隐之心，人皆有之"做出一个生物学的解释。

当然，正如作者在该书 25 年后重印时所说，自然科学与人文科学的边界已越来越模糊，自然科学与人文社会科学都在向对方扩展、渗透。基因与环境的相互作用已成为共识。不过，正如我们需要从人性的视角批评科学一样，从科学的深度探索人性也是有益的。

三、医学哲学家彭瑞骢先生

今天，生物医学科学几乎已成为高新技术和科学进展前沿的同义语。然而，近代西方医学科学以及与其相配套的医学教育体系在我国是彻头彻尾的移植物，它们在华夏的土壤落地生根，前后不过一百余年。当年的中国积贫积弱，发展科学教育洵为艰难。新中国成立后，高等教育仍然面临着科技人才紧缺与教育投入有限的严峻考验。尤其是医学教育，它的周期长、成本高、要求严格、训练艰苦，而社会对于合格医生的需求却又至为迫切。为了解决这个矛盾，新中国的医学教育一直走的是一条充满尝试和摸索的道路。这条曲折道路上的泥泞风雨、春华秋实，被许多医学工作者和关心中国医学教育、医疗卫生事业的人们铭刻于心。笔者因为工作关系，很幸运地结识了一位多年以来在著名医学院校领导岗位见证了这一历史进程的著名学者，他就是原北京医科大学（现北京大学医学部）原党委书记彭瑞骢先生。

北京大学医学部的前身是国立北京医学专门学校，创建于 1912 年，是中国政府依靠自己的力量开办的第一所专门传授西方医学的国立医学校。1959 年北京大学医学院被国家确定为全国 16 所重点院校之一。1984 年经国务院批准，在全国重点建设 10 所大学，北京医学院是唯一的一所医科院校。1985 年北京医学院更名为北京医科大学，2000 年，北京医科大学与北京大学正式合并，组建新的北京大学。2000 年 5 月 4 日，北京医科大学正式更名为北京大学医学部。

在新中国的医学教育体系中，北京大学医学院（简称北医）具有相当的代表性，彭先生为我们回忆的那些往事，其深厚意味正在于此，但并不限于此。医学教育就其本身来说，与整个医疗事业乃至全体人口的健康水平、思想观念及对医学的认识都息息相关，而社会因素对医学和医学教育的巨大影响更是不言而喻的。例如，我国 20 世纪五六十年代传染病、地方病防治的成功不仅应归功于医学科学技术的发展和普及，也是医疗卫生体系建设及生活居住环境改善的结果。因此，我们在讨论 20 世纪中国尤其是新中国医学的 60 年历程时，触及的问题较为宽泛，更多的是从宏观的医学教育、卫生政策、医学模式转变等方面来把握这一演进历程。而且彭先生本人在担任北京医学院领导职务的期间，不仅参与了学制和课程的多次改革，也积极倡导医学界从哲学的高度对医学进行反思，并在我国医疗改革的理论研究和卫生经济学研究中担任过重要角色，他还多次深入基层，为推动中国的初级卫生保健贡献了大量精力。凡此种种，都使初看之下只是个人生平回忆的内容带上了丰富色彩和厚重的分量。

1. 探索医学教改新路

我国的现代医学教育移植于西方的医学教育模式，时至今日，医学教育的学制依然没有统一，早先是德日模式与英美模式，后来学习苏联模式。"文革"时期，医学院校学制缩短，强调培养实用型人才，后又推行七、八年的长学制，其核心问题乃是中国社会究竟需要什么类型的医生，目前围绕这一问题产生的争论依然没有止息。

新中国成立之初，可谓百废待兴。由于长时间的战乱，国家经济凋敝，传染病、寄生虫病、地方病广泛蔓延，医疗卫生状况亟待改善。医学教育面临的任务是，迅速培养出一批医务人员，尽快改变这种缺医少药的状况。因此，新中国成立初期的医学教育是"应急性"的，致力于发展中等医学教育，大量培养医士层次的医务人员，希望迅速解决中国农村的医务人员奇缺问题。高校则借鉴解放区"专科重点制"的经验开办专修科，目的也是快速培养更多医务人员。1952 年的院系调整以后，基本上遵循苏联模式，专业学院与综合大学分离。苏联模式的好处是，专业学院作为培养专门人才的捷径，可满足当时对于医务人员的急迫需要，但弊端也是明显的，主要是专业教育的知识结构不尽合理，尤其是医学需要广博的知识，过早的专业化教育使得医生的视野狭窄，不利于医学的健康发展。

作为医学院校的领导，彭瑞骢先生目睹了新中国成立初期我国医学教育发展所面临的重重困难，见证了国家为解决这些问题所采取的有效措施。例如，当时承继了新中国成立前由系主任提名聘请教授的传统，药学院教授薛愚因此争取到一批药学专家和留学回国的学者到北京医学院任教，这批人才成为北京医学院药学教育的骨干。彭先生也讲述了全面学习苏联的经验和教训，当时这一举措弥补了我国医学教育的部分缺陷，创设了劳动卫生、环境卫生等学科，建立防疫站等机构，形成了中国卫生学科的基本结构，但苏联的公共卫生学科架构对人群的卫生问题研究不足，仅限于传染病研究，这样的架构难以适应疾病的变化和社会的发展，培养出的人才也是比较局限的。

在长期的教育实践过程中，彭瑞骢先生对医学教育中临床医学与预防医学/公共卫生的分离深感遗憾，因此倡导弥合两者的裂隙。应当承认，预防医学/公共卫生专业化是医学发展的必然。20世纪初，美国约翰霍普金斯大学和哈佛大学分别建立了独立的公共卫生学院，在促进预防医学的发展、控制急性传染病方面起到了重大作用。但由此而开始的临床医学与预防医学/公共卫生的分离，却阻碍了我们今天对慢性病的防控。鉴于此，20世纪80年代以后，彭先生开始呼吁促进临床医学与预防医学/公共卫生的整合，改变症状驱动式的医疗服务模式，积极推动对各种慢性病的长期的医学和非医学的干预，从而有效控制慢性病的发展势头，逐步降低医疗费用。

2. 医学辩证法研究

彭瑞骢先生是我国医学辩证法学科的开创者之一，1956年曾参与了自然辩证法研究规划的制定，此后一直致力于自然辩证法在医学领域的研究与应用。

西方古谚说"医哲乃神"，苏格拉底之前的古希腊哲学家大多也是医生。宇宙和生命是人类认识自然和世界的最重要路径，生命、死亡、疾病、痛苦等医学问题也是最深刻的哲学命题。因此，亚里士多德说：

"医学的第一原理应来自哲学，研究疾病与健康的第一原理是自然哲学家的职责。"的确，医学中的许多问题最后都将归结为意义与价值问题，如生命和死亡究竟意味着什么？疾病是生物体的异己还是生命的异化？所有的疼痛都需要免除吗？这些问题都需要哲学来回答。

新中国的医学哲学是在"自然辩证法"研究的框架中展开的，即"医学辩证法"。早在20世纪60年代，彭瑞聪先生在北京医学院组织讨论过"预防为主的哲学思想"问题。70年代末，他承担了筹备医学辩证法的组织和研究工作，并于1979年底在广州举办"全国医学辩证法讲习会"。这次会议对中国医学的发展方向，尤其是如何对待中西医问题给予了回答。会议认为把"新医学派"当作中国医学发展的方向和政策是不恰当的，应予以纠正。会议提出了"三驾马车"——中医、西医、中西医结合——长期共存的观点。后来，卫生部在此基础上确定了"中医、西医和中西医结合三支力量都要大力发展，长期并存，团结依靠这三支力量"的卫生工作方针。

我国"医学辩证法"研究，实际上发挥了思想库的作用。20世纪80年代，正是医学高新技术突飞猛进的时代，基因诊断、器官移植、人工生殖、安乐死等医学高新技术引发的一系列社会、伦理和法律问题，需要人们更深层次的思考。医学的社会化也提出了"大卫生"观念的变革。"医学辩证法"研究也是一个知识库，一些新兴的学科一开始都是在医学辩证法的学科框架中开展活动，后来渐渐独立出去。如医学伦理学、生命伦理学、医学社会学，还有卫生经济学等。"医学辩证法"研究成了一个具有中国特色的学科。教育部决定在研究生中开自然辩证法课，作为一门思想政治课程。如何结合医学专业的特点开设好这门课程，是一项有挑战性的工作。彭先生提出根据医学的特点，从疾病观、人体观、治疗观以及临床思维等方面开展研究工作，于 1985 年出版了《医学辩证法》，本书为我国第一本医学辩证法教材。

医学哲学研究的另一特点在于它的实践性。第一届全国医学辩证法学术讨论会上的一个重要主题是"医学模式"转变问题。彭先生在推动我国医学模式转变方面发挥了重要作用。"医学模式"转变问题是美国学者恩格尔（G.L.Engel）在 1977 年美国的《科学》杂志上发表的一篇题为《需要新的医学模型：对生物医学的挑战》中提出来的。彭先生立刻意识到这个问题十分重要，于是在与医学史和自然辩证法教研室的阮芳赋和常青老师讨论后，共同撰文推动我国的医学模式转变。文章发表后反响强烈，并引起了广泛的讨论。这次讨论使国内医学界关注到新医学模式的转变问题。虽然观念的转变不会立竿见影，从观念到实践还有漫长的路途，但从整个医学发展来看，这些讨论为日后很多深刻的变化埋下了种子。当然，最初人们不一定都能了解和接受，这只是再次验证了那句人们熟知的话——思想者是孤独的。

"医学是什么？"一直是一个充满争议的命题，也是医学哲学需要回答的问题。彭瑞骢先生提出："医学是医学科学和医疗保健事业的综合，医学是自然科学与社会科学的综合概念。构成医学的三大支柱是生命科学和保健科学系列，哲学和社会科学系列，数学和技术科学系列。"医学是科学，又是技术，还是社会建制，这 3 个方面是互相关联的。

20 世纪 90 年代后，由于医学技术的广泛应用，医生诊断疾病、治疗疾病的能力不断增强，但是伴之而来的是医疗费用的飞速上涨。传染病得到有效控制，慢性病的防治却面临困境。这些问题引起了人们对于医学目的——当时仅仅是延长寿命，降低死亡率——的再次反思。在"医学目的"的讨论中，彭瑞骢先生作为中国小组的核心成员积极推动中国的医学目的讨论，并在国际交流中介绍中国的观念与经验。

他认为，医学目的涉及当前最重要的问题，即一个国家迟早都要发生医疗危机，若从管理层次上去解决只能解决部分问题，提高生命质量必须从医学目的的哲学高度去考虑。医学目的的讨论与医学科学的发展、医学教育、医疗服务都有密切关系，这个讨论绝不只是理论问题，更是一个实际问题。医学哲学的研究，对改革和发展的思想指导非常重要。

临床决策的概念在医学哲学和临床实际工作中越来越受到关注。彭瑞骢先生认为临床思维是医学哲学需要研究的一个实际问题，20世纪80年代他就组织有关学者讨论关于临床诊断治疗的思维问题，提出临床决策需要临床学家的重视才能发展。

3.卫生改革实践

彭先生长期担任国家重点医学院的领导职务，经常直接参与国家医疗卫生和医学教育的研究与决策，有时还是执行者，因此，他为我们提供了多维度的、丰富的信息。

自1978年以来，中国便走上了一条改革的探索之路，医疗保健体制的改革涉及每一个人，是衡量社会公平与正义的重要标准。彭瑞骢先生参与了一系列有关改革的讨论和相关政策的制定。他认为，对卫生事业来说，改革的动力一方面来自经济体制的改革，另一方面是疾病模式的改变，威胁健康的主要疾病从传染病、急性病转变成为慢性病，而慢性病各方面的处理与急性病都不一样。过去医学是以防治疾病为对象，今后要以保持健康为主要目标。正是由于出现了这两个转型，卫生体制就要跟着变，必须与之相适应。

虽然我们一直在讲卫生体制改革，但20世纪80年代开始的"医改"与当下的"医改"却是完全不同的。早期的"医改"主要在于经济方面，如同企业的经济体制改革，目标是打破传统的医院管理模式，解决医疗经费缺乏的问题。彭先生当时就敏锐地意识到医疗改革参照企业的承包制是绝对不行的，撰文指出这种策略好像能立即显效，但市场机制在医疗领域是不灵的。其一，因为患者没法判定该不该消费；其二，医疗服务是刚性商品，不可能通过降价来竞争，也不可能因为价格提高了患者就不治疗了。这种改革等于是打补丁，没有一个整体思路。20世纪90年代初那场医疗市场化的争论今天看来已有了答案，完全从经济上着眼推行医疗改革必将走入歧途。

医疗改革的理论基础之一是卫生经济理论。我国的卫生经济学发展相对滞后，甚至在很长一段时间内连中国的卫生总费用都说不清楚。20世纪90年代初彭先生参与筹建了"中国卫生经济培训与研究网络"，极大地推进了我国卫生经济学的发展及与世界银行的合作。这个网络的成果弄清了我国卫生总费用问题，并建立了一支卫生经济研究队伍。

为了进一步研究卫生改革与发展的总体思路，20世纪90年代初，彭先生参加了卫生部《关于卫生改革与发展纲要》（简称《纲要》）的起草小组，提出了卫生防疫应该和义务教育一样主要由政府承担，医疗服务中应区分基本医疗服务的观点。但因经费保障无法落实，《纲要》并未得到很好的落实。"看病贵、看病难"的问题越来越严重，公平性和效益问题都令人不满。实际上是"三不满意"：政府不满意，医院不满意，群众也不满意。他指出，医改中补偿制度没有解决是重要原因，社区医院和大医院无法统一、协调也是原因之一，还有就是没有建立完善的社会医疗保障体系。

早在20世纪70年代世界卫生组织提出了"2000年人人享有卫生保健"的全球卫生目标，1978年世界卫生组织在阿拉木图召开会议，讨论实现这一目标的具体实施策略和方案，发表了著名的《阿拉木图宣言》。彭先生长期关注初级卫生保健问题，尤其是对中国农村的医疗保健问题有过深入考察并多次撰文探讨，为实现"人人享有卫生保健"的目标开展了一系列的工作，如制定指标、领导开发、参与中国农村卫生协会的创立等。直到 20 世纪 90 年代，他还常为初级保健问题深入基层和农村调查。

20 世纪医学技术的发展在为人类健康造福的同时，也带来了日益增多的道德难题。20 世纪 60 年代以后，医学高技术带来的道德问题和卫生资源分配问题日渐突出。随着遗传学、生殖技术的进步，克隆、试管婴儿可能造成的社会后果等伦理学问题，引起了更广泛的讨论。随着生命维持技术的发展，人们在医院的非人格化技术下经历死亡已成为常事，这重新引发了对死亡、濒死和安乐死的讨论。器官移植技术的建立也迫切需要解决死亡定义的伦理学问题。医学伦理学已不再局限于医患关系的调整，而扩展到重新审视生死观、探讨生命的价值、促进卫生保健中的公正和卫生资源的合理分配等一系列问题。医学中的伦理和法律问题将对卫生保健的策略和医学技术的发展方向产生重要影响。

4. 探究医学的本源与价值

在与彭瑞聪先生访谈中，讨论最多的竟是"医学是什么"这个宏大话题。当下人们对医疗保健的怨愤和抨击，并非中国所独有。实际上，它是西方社会持续了近半个世纪的对当代医学之反省的扩展和延续。

人们不禁要追问，为什么医疗技术的发展如此之快，人们健康水平的改善如此明显，却还要批评医学？究竟是医学出了问题，还是人们对医学的认识和要求发生了改变？

作为长期耕耘在公共卫生、医学教育和医学哲学领域的专家，彭瑞聪先生始终关注着当代医学发展的趋势和面临的挑战，并一直致力于推进医学的整合与医学模式的转变。著名的《西氏内科学》中有句格言："医学是一门需要博学的人道职业。"诚如彭先生所言，医学既是科学，又是技术，也是社会实践活动。他自己在勤奋耕耘的事业生涯中，始终将"博学、审问、慎思、明辨、笃行"作为自己的座右铭，多年以来一直保持追踪前沿、博览群书的习惯。他认为要想决策正确，就要懂得各种规律，各种事业、专业的规律。注意提高自己的能力，因为只有提高了自己的能力，才能把事情做得更好。而提高领导能力很重要的一个问题就是决策，要做出正确的决策就要有各种准备，对实际情况，对各种工作的规律、程序以及人事都要清楚。这就是所谓战略性的、综合的、全局性的领导能力。

作为在国内顶尖医科大学长期任职的领导者，彭瑞骢先生强调在追踪国际先进水平的同时，还应始终把握中国的卫生国情，关注中国迫切需要解决的卫生问题。他本人作为医学教育家、公共卫生专家和卫生政策专家，充分体现了中国古代"上医医国"的追求和情怀。

四、医学哲学家杜治政先生：为学、为师、为人

2009 年深秋的晚上，北京国际会议中心的一间会议室里，杜治政先生将医学哲学专业委员会理事长的职位转交给我，我不仅深感责任之重大，任务之艰巨，也为能接棒坚守学术、追真求善的事业感到自豪与荣耀。杜先生是我国当代医学哲学和医学人文学科的开创人之一，在学科建设、学术研究、人才培养等多方面做出了重要的贡献。

1979 年，我国开始走向改革开放，当代医学也正处于疾病谱转变与高新技术迅速发展的阶段，医学界迫切需要一个交流思想、学术争鸣的平台。杜先生敏锐地把握时机，与彭瑞骢先生、邱仁宗先生等人创办了我国医学界第一本思想性、理论性刊物——《医学与哲学》。杂志自 1980 年出刊至今，始终关注医学本质与价值的探讨，关注医疗

技术发展的反思，关注卫生服务的公平、公益与公正。杜先生作为杂志的主编，不仅精心组织评论文稿，而且常亲自撰文，追问医学的价值与目的，针砭医疗市场中的时弊，呼吁正确评价技术在当今医学中的地位和作用。

医学哲学是当代兴起的一门交叉学科。我国的医学哲学是在自然辩证法研究的框架中逐渐发展、成熟起来的。一般而言，一个学科形成的基本标志有三，即大学教席、学术团体与学术期刊。除了大学教席是各学校根据自身学科发展需要所设置之外，学术团体的建立与学术期刊的创办则需要有强大的凝聚力。一个学科没有一个好的学术团体和好的刊物是根本发展不起来的。杜先生治学严谨、视野开阔，长期担任医学哲学（医学辩证法）学会的主要负责人和杂志主编，团结了一大批来自医学界不同学科的专家、学者，为发展我国的医学哲学事业汇集智识，同时还多次邀请国际著名学者来华演讲、组织学者赴海外考察交流，丰富了国内同行的学术储备，拓展了学术视野。

哲学既是一个知识体系，也是一种反思、批判的人生态度。它对一切问题都要追本溯源、寻根究底，做一番反省性或前瞻性的思考；它在别人从未发现问题的地方发现问题，对人们通常未加省察和批判就加以接受的成见、常识等进行批判性地省察，质疑它的合理性根据和存在权利。杜先生主编的《医学与哲学》杂志，一直坚守着哲学的反思性与批判性，既肯定社会经济发展与医学技术进步对人类健康带来的福祉，同时又对人口老龄化、致病因素与疾病结构变异、生态环境恶化、市场机制对医疗卫生服务的负面影响等问题保持着警惕。杜先生积极参与国际医学界对"医学目的"的讨论，从探索当前的医疗危机及其根源何在、如何才能走出当代医学面临的危机、如何把握医学的目的等角度发表了系列述评和研究论文，发挥了医疗卫生政策与决策的思想库作用。

杜先生学识渊博、见地深邃，同时又乐于听取他人意见，主张学术平等。作为我国医学哲学的领军人物，杜先生在主持编撰《医学伦理学辞典》和《中华医学百科全书——医学伦理学》卷的过程中，反复征求同行意见，精心调整词条，力求全面、准确地反映出当代国际医学伦理学与生命伦理学的发展历程与前沿动态，以及我国医学伦理学研究的最新成果。杜先生主编的《医学与哲学》杂志刊发论文非常注意鼓励与提携新人，若选题恰当、论文精彩，即便是刚露头角的青年学者的论文，也可发表在首篇，不落论资排辈的俗套。这对于刚刚迈入医学人文学科领域的青年来说，无疑是最大的鼓励和最好的奖赏。

杜先生为人谦和宽厚。学术讨论难免意见纷争，甚至激烈辩驳，杜先生善于听取不同观点，巧妙化解争辩难题。他主张尊重与宽容，反对学术中的宗派习气与画地为牢的做法。杜先生是有强烈忧患意识的医学哲学家，他认为医学人文学者要走出书斋，要有社会关怀；他主张医学人文学者要以学问为本，但不能只是空谈，应关注现实的社会生活与医疗卫生领域里不断出现的新问题。杜先生重视人的精神存在，重视学问及精神追求，但并不会跟我们讲大道理，对一般的世俗他可以理解，但也会提醒年轻人，不要沉湎于世俗当中。他看重一个人的诚实、可靠、品位，不喜欢自以为是、卖弄玄虚的做法。

杜先生一直在反思，反思医学、反思健康、反思生命。的确，反思就是一个医学哲学家的终身事业。

五、一个人的大学评估

有关大学教学评估的争论一直颇为激烈，尽管主持评估的行政部门强调评估的正当性和必要性，但依然受到诸多批评和质疑。"本科教学工作水平评估"的起因是高校连续扩招，暴露出规模扩展快但资源供给不足、学生人数增加快但教学质量下滑的矛盾。主管部门希望通过评估，进一步明确高校的办学定位，规范教学管理，落实教学工作的中心地位，另外还可借此调动各级政府积极性，增加高等教育投入。应当如何评估、谁来评估以及评估究竟应起什么作用呢？有学者指出，评估应交由专门的社会机构来做。评估的权威性并不取决于行政级别的高低，而是取决评估的客观性、公正性。历史经验表明，恰当的评估不仅有助于提高教学质量，促进教育发展，而且还能催生教育的变革。

一百年前，一位名不见经传的人，受卡内基基金会的委托，花费一年半的时间，对当时美国和加拿大的 155 所医学院进行过一次评估。这次评估对美国的医学教育产生了革命性的影响，使美国医学从三流水平跃升到世界领先地位。这次医学教育的评估成果，即著名的《弗莱克斯勒报告》也成为医学教育史上的经典文献。

19 世纪末 20 世纪初，美国社会经济快速发展，社会财富迅猛增加，对医疗卫生服务的需求高涨。医学院的数量从 1880 年的 90 所陡增到 1900 年的 151 所。然而，医学院校的教育质量却差别很大。学生在连续 2 年内参加 4 ~ 5 个月的医学课程学习就可获得学位，以至于有学生感叹"从医学校所得到的仅仅是医学学位，而对如何行医无甚帮助"。优秀的医生一般都是在少数质量较好的学校获得学位，去欧洲学习 1 ~ 3 年后，再开业行医。

这种令人沮丧的景象与当时美国社会经济的发展和对医学教育的需求形成了极大反差。1869 年，查尔斯·埃利奥特出任哈佛大学校长后，着手改革哈佛的医学教育，但他的改革遭到了大多数资深教授的反对，只有少数年轻教师支持。因为延长学制、严格入学标准必将导致学生人数的减少，而学费是教师收入的主要来源。改革后哈佛医学院的注册人数立即减少了几乎一半，但埃利奥特依然坚持。不久，宾夕法尼亚大学、耶鲁大学等的跟进，以及约翰霍普金斯大学的建立才使得美国医学教育的格局有所改变。

试图提高教学质量的医学院总是受到学生减少的困扰，因此，1876年美国医学院协会提出统一收费标准及三年制学制。不久协会因难以达成一致意见而发生分裂。1890年，一个新的全国医学院协会成立，90所正规医学院中，有55所加入。1894年，新协会要求所属的医学院改为四年制。20世纪初，美国医学会开始关注医生培养问题。1900年，美国医学会年会通过决议，提出该会不承认任何少于四年教育而获得的医学博士学位。1905年美国医学会成立医学教育委员会。为了全面了解美国医学教育的现状与问题，1907年，医学教育委员会请求卡内基基金会对北美的医学教育进行调查评估。1908年底，卡内基基金会将这一任务交给了亚伯拉罕·弗莱克斯勒（Abraham Flexner）。

1886年，弗莱克斯勒从约翰霍普金斯大学毕业后，回到家乡路易斯维尔高中教书，4年后开办一所私立的预科学校并开始研究美国的高等教育问题。1905年，弗莱克斯勒进入哈佛大学攻读教育学研究生，关注美国的专业教育问题。1908年，他出版了一本严厉批评美国大学教育的著作。该书引起了卡内基基金会主席亨利·普利切的兴趣，同年，他邀请弗莱克斯勒加入卡内基基金会研究部，让他去调查评估美国的医学教育状况。

弗莱克斯勒不是医界人士，也未曾踏入过医学院的门槛，以至于他对卡内基基金会的委任感到迷惑，以为基金会把他与他的任洛克菲勒医学研究所所长的兄弟西蒙·弗莱克斯勒搞混了。当他向基金会主席普利切声明自己毫无医学背景时，普利切肯定地答道，他很清楚这一点，并指出基金会不需要以医生的眼光来对医学院这类专业学院进行评估，而是应以教育家的眼光来评判。后来，弗莱克斯勒在回忆时说，历史与经验证明了普利切的远见与睿智，非专业的普通人，只要他有勇气和见地，就符合对专业院校进行总体性评估的要求。

从 1909 年到 1910 年，弗莱克斯勒陆续考察了美国、加拿大的 155 所医学院校，统计了各州的人口 / 医生比，从入学标准、办学规模与师资队伍、办学资金与学费、实验室条件和教学医院情况 5 个方面，对每个医学院进行了分析，最后做出总体性的评估。弗莱克斯勒于 1910 年正式出版了《弗莱克斯勒报告：关于美国和加拿大的医学教育》（以下简称《报告》）。报告发表后不仅在医学界引起了轰动，而且也引发了整个社会对医学教育的关注，成为美国医学教育的转折点。

弗莱克斯勒的调查发现许多医学院以盈利为动机，大量招收学生却又缺乏合格的师资，没有建立合理的课程体系，以至于医学毕业生质量低劣，医生与人口的比例高出德国 5 倍。这些人进入医疗行业后，为生计而恶性竞争，如大肆刊登医疗广告、到处宣传"专利药品"，使公众感到医生并非是为了社会的福利和患者的利益。此外，大学和医学院的教学和实验室投入严重不足。90％以上的医学院图书馆和实验室条件相当差，许多甚至全无。当时细菌学、病理学、药理学、诊断学和外科学等学科迅速发展，许多学校既无经费又无教师来满足医学教育发展的需求。在临床教育方面，很少的医学院有教学医院，而拥有附属医院的寥寥无几，医学生在毕业前很少获得临床培训的机会。只有少数医学院有"综合医院"，为毕业生提供临床教学。

尽管医学界大多数人士承认医学教育的质量参差不齐，但对弗莱克斯勒的评估结果依然感到震惊。人们并不是都赞赏他的努力，一些被批评的医学院相当恼火，有的学校声称受到诽谤而要起诉他。弗莱克斯勒还收到匿名信，警告他当心吃枪子。《报告》发表后，获得了美国医学会和医学院校联合会的支持。美国医学会希望通过医学教育的改革来提高医生的社会地位和改善医生的经济状况，那些较好的医学院校也希望统一学制，制止无序竞争，提升办学水平。

　　弗莱克斯勒在《报告》中提出的重新建构美国医学教育体制的设想，即削减医学院的数量、支持那些质量较高医学院的发展、提高医生的入门标准、限制开业医生的人数、鼓励医学院并入大学、主张医学教育建立在本科教育的基础之上、重视实验室研究和附属医院的临床教学等改革方案，立刻成了一些主要医学院校的行动指南，使得美国医学教育的水平和医学研究的水平得以迅速提升。弗莱克斯勒的教育理念是大学应当成为知识创新的领袖，他强调："大学必须给予社会的不是社会想要的，而是社会必须要的东西。"1930 年，他受命组建普林斯顿高等研究院，出任第一任院长，并将自己的理想付诸实践。

　　普林斯顿高等研究院是一个纯理论研究的学院，吸引全世界各个领域最优秀的科学家做最纯粹的尖端研究，而不受任何教学任务、科研资金或者赞助商的压力。建院之初，一位研究人员问弗莱克斯勒自己有什么责任，弗莱克斯勒的回答是："没有责任，只有机会。"充分地反映了弗莱克斯勒的科学研究理念。在该研究院工作过的著名科学家有爱因斯坦、冯·诺依曼、奥本海默等。不过这是后话了。

　　弗莱克斯勒改革的核心之一是吸引更多的资金投入医学教育。他敏锐地洞察到建立在实验室研究和临床医院基础上的现代医学教育需要充沛的资金保障。1913 年，弗莱克斯勒进入洛克菲勒基金会的综合教育委员会，力主洛克菲勒基金会应为那些高质量的学校提供资金援助。在弗莱克斯勒主持工作的 15 年间，洛克菲勒基金会捐赠了总数达 5000 万美元的资金资助医学教育。洛克菲勒的捐赠又激发了其他慈善家支持医学教育，至 20 世纪 30 年代，捐赠总数已达 6 亿美元。大多数的资金也都给予了弗莱克斯勒列出的值得资助的学校，而那些质量差的学校因得不到资金而逐渐自动解体。1924 年，弗莱克斯勒在评价医学教育的变化时，发现 1910 年存在的学校几乎一半关闭了，所有的医学院都具备了实验室和临床医院，基础课程均由全日制的优秀老师承担，四年制课程已成为标准学制。到 1930 年，美国医学院的数目从 148 所下降到 66 所。医学院融入大学，本科教育后进入医学专业教育的医生培养模式，成为美国医学教育的主流。美国的医学教育进入了一个新纪元，并迅速迈向世界领先水平。随着医学院入学标准的提高和医生数量的控制，医生的经济和社会地位也日益提高。

弗莱克斯勒对美国医学院校的考察评估是在美国医学高等教育发展的"繁荣"之时进行的。虽然他是应卡内基基金会之邀，并得到了美国医学会的支持，但相当多的医学院并不愿意接受考察。弗莱克斯勒只有 1 位助手相助，对每所医学院的考察一般只花 1 天的工夫（当时医学院的规模不大），主要收集入学标准、学院规模、经费状况、实验室和教学医院条件等几项指标。方法学上，弗莱克斯勒也没有采用社会科学调查常用的定量研究，而是基于一般常识的定性研究。但他所发表的《报告》却获得了医学界、教育界以及社会的普遍认同。这一点是颇值得考量的。有学者在评价他的报告时指出，基于常识的定性研究，最易为公众所接受，也最简单、明了地反映出被评估机构的优点与不足。弗莱克斯勒采用引导资金投向高水平学校的策略，用经济手段挤压了虚假的繁荣，使美国的医学教育建立在广博的大学通识教育和坚实的科学基础之上，并在短短的 30 年内就跃升到世界的领先地位。

不过，由于入学标准的提高、学制的延长和费用的增加，低收入家庭的子女几乎被排除在医学教育之外，从而加剧了医学教育的不平等。另一方面，医学教育的专业化、技术化趋向，使得医学变得越来越高傲，医生更多地专注疾病诊断治疗而忽视患者照料，也引起了人们对现代医学教育的批评，这或许是弗莱克斯勒未曾料到的。尽管如此，弗莱克斯勒对美国医学院校的考察评估，作为医学教育史上的经典案例是值得我国关注评估问题的学者和决策者们参考的。

实际上，《报告》对中国的现代医学教育也产生过巨大影响。《报告》发表后不久，美国洛克菲勒基金会将资助医学教育作为其慈善事业的核心，并希望通过在中国建立类似约翰霍普金斯大学医学院的医学教育机构来彰显其仁慈之心及现代医学科学的伟业。1914 年，洛克菲勒基金会决定由芝加哥大学校长贾德森（Harry P. Judson) 率领一个 4 人委员会来华考察评估中国的医学教育。该委员会得到了北洋政府和地方官员的支持，在华进行了 4 个多月的考察，访问了全国几乎所有重要的医学院和医院，最终提交了一份关于中国医学教育的报告。这个报告促使洛克菲勒基金会决定全额资助北京协和医学院的开办和部分资助湘雅、华西等医学院，确立了中国现代早期医学教育的格局。由此可见，发现问题的评估对大学的发展具有重大价值，也是中国目前需要的一种评估取向。

六、顺 其 自 然

何怀宏先生的论文《预期寿命与生命之道——以当代中国与法国哲学家为例》，通过比较当代中国与法国哲学家的预期寿命，发现在法国哲学家的社会境遇优于中国哲学家的社会境遇的情况下，他们的寿命总的来说却低于中国哲学家的寿命，并推测这主要和两国哲学家所持有的不同的"生命之道"有关，即中国崇尚自然中和的"生命之道"，在相当程度上导致了中国哲学家的高寿。

预期寿命也称为期望寿命（life expectancy），X 岁时预期寿命表示 X 岁尚存者预期平均尚能存活的年数。期望寿命是评价人群健康状况、社会经济发展和人群生存质量的重要指标，不受人口年龄构成的影响，因此平均期望寿命可用于不同国家或地区一般健康状况的比较。一般来说，随着社会经济的发展及医疗保健服务水平的提升，人群的期望寿命在一定范围里呈现出增长趋势。不过，该指标未包含疾病和伤残的情况，更未反映疾病伤残结果的严重性。因此，另一个概念——健康期望寿命（active life expectancy，ALE）被用来衡量人们维持良好日常生活活动功能的年限。2000 年世界卫生组织推荐用健康期望寿命来反映居民健康综合情况。

影响人群的健康长寿的因素很多，包括遗传、医疗卫生服务、行为、生活方式、社会环境、经济等。19 世纪后期，法国等欧洲国家的人群健康状况得到显著改变，而中国人群健康状况的改善几乎比法国晚半个世纪（图 4-1）。

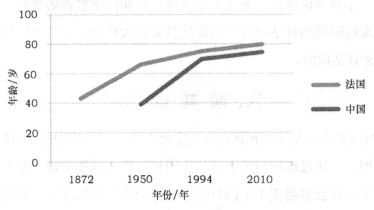

图 4-1　中国与法国平均期望寿命之变化

研究表明，严格意义上的医学进步只发挥了有限的作用，而人们一般生活水平的提升、居住环境和营养改善对健康的贡献更为重要。 社会文化因素对健康的影响逐渐受到重视，尤其是随着社会的发展，人们日益关注健康的公平与健康的社会决定因素。理论上，不存在任何生物学原因使得世界某地的某一新生儿的期望寿命比另外一地要少 40 年；同样也不存在任何生物学原因使得某国国内不同社会群体的出生期望寿命相差 20 年。然而，不幸的是，目前世界上不同地区的人口期望寿命的确存在着这种差距，导致这种差距的原因是健康的社会决定因素。世界卫生组织在讨论健康的社会决定因素时，将社会与经济环境、社会治理、宏观经济和社会政策、文化与社会规范以及价值观等均纳入分析的概念框架，并认为这些是影响人类健康"原因背后的原因"（causes of the causes）。世界卫生组织提出健康的社会决定因素实际上可进一步划分为社会决定因素与文化影响因素，社会决定因素可能对出生时的预期寿命影响更大，而文化影响因素则决定了成年人的期望寿命，即婴幼儿、孕产妇的健康更取决于社会经济状况、卫生资源的获取与利用，而成年人健康长寿则更多地取决于生活行为方式与价值观念。因此，何怀宏先生提出的哲学家们所信奉的"生命之道"与其健康长寿的关系是可以得到辩护的。

不过，东西方文化在自然观与人生观上的差异，并不比个体之间所信奉的自然观与人生观差异更大。实际上，在西方思想史上，自古以来既有强调研究自然、干预自然的理性主义传统，也有顺应自然、遵循自然法则的经验主义传统。从古希腊的希波克拉底到文艺复兴时期的帕拉塞尔苏斯直至现代的整体健康论者，都非常重视个体养生法在保持健康方面的价值，主张顺其自然地维持身体平衡状态，以达到延年益寿。萨勒诺医学校的养生歌诀"晚餐轻简，节制酒浆……静愉营养，袪病良方"，与中医的养生传统可谓异曲同工。

若同何先生一样，稍稍扩大一点样本，将统计组群从法国哲学家延伸到法国文人学士，表 4–1 对相同时期法兰西学院的 40 位院士的寿命加以统计，不难发现结果则与何先生统计中国文人寿命的结果相同，即该群体成员的寿命的均数也高于同一时期法国人的平均期望寿命。这些法国文人是否也是持有崇尚自然中和的生命之道或许是个值得讨论的有趣话题，并且其中的三位哲学家的平均寿命更是达到 91.66 岁，高于同组中的 12 位历史学家的平均寿命 87.75 岁，和 25 位作家的平均寿命 86.88 岁。看来，样本的选取在类似的研究中扮演了重要的角色。更为有趣的是，如同中国历代不乏崇尚通过炼丹、服食或房中、导引之术以达到延年益寿之目的一样，19 世纪末 20 世纪初，一批法国科学家则通过注射性激素或移植睾丸来寻求恢复青春的途径。恰如钱钟书先生所言："东海西海，心理攸同。"无论中国还是法国，人们是否健康长寿，的确与人们所遵循的"生命之道"密切相关，并且这一问题在个体中似乎比在群体中有更为明显的体现。

表 4-1　法兰西学院的 40 位院士的寿命统计

姓名	生卒年	职业	寿命
Louis Leprince-Ringuet	1927—1997	历史学家	70
Hector Bianciotti	1930—2012	作家	82
Marguerite Yourcenar	1903—1987	小说家、散文家	84
Aaron Jean-Marie Lustiger	1926—2007	主教	81
René Huyghe	1906—1997	作家	91
Jean Paulhan	1884—1968	作家、文学评论家	84
Jacqueline Worms de Romilly	1913—2010	文学家	97
Jean Rostand	1894—1977	生物学家、哲学家	83
Jean Guéhenno	1890—1978	作家、文学评论家	88
Jean Guitton	1901—1999	神学家	98
Alain Peyrefitt	1925—1999	学者、政治学家	74

续表

姓名	生卒年	职业	寿命
Jules Romains	1885—1972	诗人、作家	87
Maurice Schumann	1911—1998	政治学家、作家	87
Jean Mistler	1897—1988	作家、历史学家	91
Fernand Braudel	1902—1985	历史学家	83
Antoine de Lévis-Mirepoix	1884—1981	历史学家、小说家	97
Jean Delay	1907—1987	精神病学家、作家	80
Edgar Faure	1908—1988	政治学家、历史学家	80
Fernand Gregh	1873—1960	诗人、文学评论家	87
José Cabanis	1922—2000	小说家	78
Félicien Marceau	1913—2012	小说家、剧作家	99
François Charles Mauriac	1885—1970	作家、文学评论家	85
Étienne Gilson	1884—1978	哲学家	94
Jean-François Revel	1924—2006	历史学家	82
Marcel Pagnol	1895—1974	小说家、剧作家	79
Georges Duby	1919—1996	历史学家	77
Joseph Kessel	1898—1979	小说家	81
Henri Troyat	1911—2007	小说家、历史学家	96
Claude Lévi-Strauss	1908—2009	人类学家	101
Maurice Druon	1918—2009	小说家、政治学家	91
Jean Gwenaël Dutourd	1920—2011	小说家	91
Maurice Rheims	1910—2003	小说家、历史学家	93

续表

姓名	生卒年	职业	寿命
Michel Mohrt	1914—2011	编辑、小说家	97
Maurice Genevoix	1890—1980	小说家	90
Louis Leprince-Ringuet	1901—2000	物理学家、通信工程师	99
Jean-François Denia	1928—2007	小说家、政治学家	79
Ambroise-Marie Carré	1908—2004	传教士	96
Jean-Louis Curtis	1917—1995	小说家、散文家	78
Bertrand Poirot-Delpech	1929—2006	小说家、散文家	77
Georges Dumézil	1898—1986	语文学家、历史学家	88
平均寿命			86.875

七、大健康观的构建

　　当代医学已不再局限于简单地应用科学技术来解决疾病诊治问题，而成了一个领域众多、规模庞大、功能广泛的复杂系统。因此，医务人员的知识结构也应随之做出相应的调整，以适应时代发展和人民群众的需要。在 2010 年年初召开的全国卫生工作会议上，卫生部时任部长陈竺特别强调了医务人员应切实加强学习，全面提高卫生系统履行职责的能力，他提出应该加强中国特色社会主义理论学习、加强人文社会科学知识学习、加强法律法规学习、加强公共政策学习和加强卫生科学知识学习等五方面的内容。这些要求实际上是期望建构一个大卫生的观念，即卫生工作并不只限于医疗卫生界，医疗保健服务是国家的一种制度安排。

　　当下我国把基本医疗卫生服务作为向全民提供的公共产品，医疗卫生服务不仅是医务界的职责，也是各级政府及相关职能部门的重要任务。这项工作需要多部门的协同方能落实，否则只会成为空中楼阁。大卫生的观念强调增进与保障国民健康，并非仅是医疗卫生系统的职责，更需要有一个合理的制度设计。与此同时，医疗卫生行政部门以及医疗卫生机构也需要有全局眼光，坚持基本医疗卫生服务的公益性质，自觉地把卫生工作放到促进社会发展的高度来谋划。

随着医学模式的转变，人文社会科学已成为医务人员知识谱系的重要一簇。在理论上和实践中，医学都充分体现出科学与人文融合的特征。医学科学与技术归根结底要落实到特定的患者或人群，为患者做出"正确"和"善"的决定，从而有助于患者的康复和人群的健康。在这种价值体系中，科学化的"正确"终归要服从于患者的"善"和"益处"。因此，著名医学人文学者佩里格里诺曾指出："医学居于科学与人文之间，并且非二者中的任何一方，而是包容了双方的许多特性。医学是最人文的科学，最经验的艺术，并且是最科学的人文。" 在临床决策时，医生都面临着价值判断，不仅要考虑患者境遇的方方面面，还要考虑到社会的、伦理的、法律的问题，需要从科学与人文不同的维度来考虑。所以，医务人员需要加强人文社会科学知识的学习。

以往的医学教育，一般重视认知能力而忽视情感能力的培养。由于情感易受主观影响，会干扰"科学"的判断，临床上要求医生要客观分析病情。不过，在生物—心理—社会医学模式里，情感因素得到了重新评价。在对患者的感觉或情绪缺乏理解的情况下，医生往往无法将患者作为一个完整的人来理解。虽然情感带有主观性，但患者生活中这些主观性情感会影响他们的疾病表现以及疾病的诊断和治疗。医生在面对患者以及他们的疾病时，若无法辨认患者的情绪并对此做出回应，则会对患者的情况了解不够透彻，从而可能会在诊断和治疗患者时出现错误。在我国社会经济快速发展和卫生事业改革的新形势下，对医务人员的人文素质要求进一步提高。构建以人为本的和谐社会，尊重人、尊重生命、成为有爱心和高尚职业道德的人类健康的守护者是医务人员的神圣职责。20世纪五六十年代以后，人类疾病谱发生了很大的变化，由社会因素、心理因素、环境因素及行为因素诱发的心脑血管病、精神疾病、肿瘤等非传染疾病的发病率明显增加，随着医学模式的转变，也要求医务人员必须调整自己的知识结构，全面提高整体素质。

注重培养卫生工作人员的现代法制观念和职业道德，提高法律素质和道德水平，是依法治国的重要内容之一。医学高新技术广泛应用和医疗卫生服务体制改革所引发的社会、伦理与法律问题已为全社会所普遍关注。通过学习相关法律法规，一方面可增强依法行政的意识和能力；另一方面也要学会善于应用相关的法律法规解决医疗卫生工作中出现的问题。当代医学技术的发展和卫生服务的改革都使得医务人员不断面临新问题和新挑战，而大多数问题都是没有现存的答案也很难找到传统的规则，需要通过司法程序或伦理准则来判定。例如，脑死亡与安乐死问题、器官移植中的器官供体问题、稀有医疗资源分配的公正问题等。一方面，人类需要大力发展医学技术以保障和促进自身的健康，不得不突破传统观念，重建价值观、道德观，如生命质量观、生命价值观、脑死亡观的提出，充分反映出人类社会必须建立一套新的价值体系；另一方面，人类又警惕着高新技术带来的不利影响，设法确保使之为人类利益服务，避免其消极作用。从某种意义上说，医疗法律诉讼的增多是医学技术发展的必然结果。面对这些新问题，通过法律与伦理的程序来达成共识，是现代社会的一种有效协商机制。实际上，当代生命伦理学和卫生法学正是通过大量的案例而逐渐形成和发展起来的。

公平与公正是人类永恒的理想。公平包括机会的公平和结果的公平，一般而言，结果公平被认为是一种难以实现的绝对的理想状态，因此，现实社会中更多的是强调机会的公平。所谓机会公平，即所有的人在初始的起点上权利是平等的。就卫生政策而言，就是人人享有卫生保健的权利。中国共产党的十七大报告中提出，要建立基本医疗卫生制度，提高全民健康水平。这是在重要文献中，第一次将"全民"同"医疗卫生""健康"联系在一起。健康权是公民的基本权利，是"人人享有基本医疗卫生服务"的政治伦理基础。随着社会的发展和生活水平的提高，人类对卫生保健的需求日益增加。因此，建立健全医疗卫生服务体系，坚持公共医疗卫生的公益性质，着眼于实现人人享有基本医疗服务的目标，建立满足人民群众基本医疗服务需求的国家公共卫生服务体系是我国卫生体制改革的核心问题。通过加强公共政策的学习，可提高统筹协调发展卫生事业的能力。

医学发展到 21 世纪已不再只是一门复杂的科学技术体系，同时它也成了一个庞大的社会服务体系。医学科学与人文精神的融合，不仅意味着对患者个体的关照，而且还蕴意着群体的关照——确保每个公民都能分享医学技术的成就。尽管在为所有公民提供医疗服务上是有限的，但它体现了对人人享有卫生保健的公平原则追求和起码的社会良知，确保医学技术沿着造福全人类的道路前进。因此，卫生的公平与公正是 21 世纪社会发展的主旋律，它不仅是对医生的要求，也是对整个卫生保健服务的期望。

八、追求健康的正确道路

增进健康、减少疾病、延长寿命是人类不断追求的目标。纵观人类历史的发展，人类健康状况不断改善、寿命普遍延长、严重危害人类健康和生命的疾病得到有效控制。据考古学和古人类学研究表明，狩猎时代人类的平均寿命为 25 ~ 30 岁，主要疾病是寄生虫和传染病。农业时代主要疾病是天花、麻疹、脊髓灰质炎等传染病，平均寿命为 28 ~ 40 岁。第一个重大转变是 18 世纪牛痘接种法应用以后，人类的平均寿命增加到 45 岁左右。第二个重大转变是自 20 世纪三四十年代开始，化学药物、抗生素、维生素的发明和发现，以及广泛开展预防接种，如白喉、百日咳、破伤风、脊髓灰质炎等疫苗接种，各种传染病的发病率迅速下降，人类的寿命延长。新中国成立初期，人的平均期望寿命为 35 岁，到 1997 年已达 70 岁，短短 40 多年内，寿命翻了 1 倍，充分证明了现代医学技术和卫生保健制度的有效性。

　　人类对于疾病的认识经历了 4 个阶段。①最初人们认为疾病的原因是魔鬼、灵魂作祟，因此采用驱鬼祛病、祈祷避邪作为重要治疗方法。②随着经验的积累和对疾病知识的丰富，人们逐渐发现了疾病发生、发展和变化的一些规律，并掌握了预防和治疗疾病的许多方法，从而开始摆脱那种用超自然的鬼神致病解释疾病现象的观念。用经验归纳和思辨推理的方法来解释疾病原因，如古希腊的四体液理论和中国的阴阳五行学说认为疾病是由于机体内部平衡失调所致，通过应用自然药物、放血、通便、养生法等调整机体平衡的失调，恢复健康。③生物医学科学的发展，使人类对于疾病的认识进入到一个新阶段：疾病的原因是自然界物理学、化学、生物学因素引起的机体器官、组织、细胞或基因的改变所产生的结果。④现代生物—心理—社会医学认为，除物理、化学、生物学因素之外，心理障碍、不良生活方式和行为方式、精神紧张等也是导致疾病的重要原因，因此疾病的预防和治疗除了药物、外科手术之外，还需要采取多方面的措施。

　　气功是一种自我调整的体育锻炼，它通过入静、放松、适量运动来调节人体各系统的生理功能，有助于缓解精神紧张，增强机体免疫力，从而起到健身和防病作用。气功锻炼是有益于健康的，对于慢性疾病、心身性疾病可起到辅助治疗的作用。但是，应当清楚地认识到气功的作用是有限的，它不可能像一些"气功大师"所吹嘘的那样包治百病。从医学发展史来看，尚没有哪一种疾病是因为"气功"而被控制或消除的。疾病的控制和消灭应归功于医学科学的进步。预防接种技术的发展，不仅消灭了恐怖的天花，而且一大批严重威胁人类健康的疾病，如白喉、百日咳、破伤风、麻疹、猩红热、脊髓灰质炎等得到了有效的控制。化学药物和抗生素的发明使人们找到了与感染性疾病做斗争的武器，脑膜炎、结核病、肺炎等过去常常致命的疾病，威力已大大下降。维生素和其他营养素的发现，治疗了多种缺乏性疾病，如糙皮病、脚气病、坏血病、甲状腺肿大（大脖子病）等。历史的事实证明，人类健康状况的改善、生命质量的提高依靠的是医学科学技术的发展，而不是靠神秘的功法和超自然的力量。

那么，为什么依然有人相信一些所谓神秘的超自然力量呢？究其原因是十分复杂的，但大致上可分为以下几条。

第一，由于生命现象的复杂性，现代医学科学尚不能完全解释所有疾病的原因和发病机制，对于一些慢性退行性疾病、癌症等还缺乏有效的治疗措施，这就给伪科学留下了活动的空间。

第二，伪科学常常利用许多新的科学概念包装自己，同时又声称超越了现在的科学发展水平，并以此攻击现代医学的某些弱点，听起来似乎头头是道，具有一定的欺骗性。由于医学科学的重大突破往往需要经历相当长的时期，因此要揭穿伪科学的谎言也需要经历一段时间。

第三，伪科学在实践中常常利用一些有确切疗效的方法，如心理暗示、自我放松调节、适当锻炼等，但伪科学通过将这些确切的东西神秘化来增加自己的吸引力。实际上，无论是传统中医学主张的扶正固本，还是古希腊医学强调的帮助患者恢复自然自愈力，都清楚地表明患者自身存在着抵抗疾病的能力，现代医学研究已基本揭示了这种能力就是通过机体内具有广泛联系和相互影响的神经、内分泌和免疫系统而发挥的自我调节、自我稳定和自我监视等作用，其中的机制正在逐渐被弄清。

第四，我们还应当看到，人们的健康观、生命观需要转变。随着社会的发展、人们生活水平的提高，人们对健康和长寿日益重视。增进健康、减少疾病、延长寿命是人类共同的美好愿望。然而，人的生命是有限的，它与宇宙间的万事万物一样都有一个发生、发展和衰亡的过程，人不可能长生不老。疾病与生命同样古老，它是与生命相伴随的，不能指望消除一切疾病，因为导致人类疾病的病原微生物本身也是生命，人类与它们共生在这个地球上，正如同与其他的动植物共生一样。了解到这一点，我们对于生命、健康就会有一个正确的认识，对增进健康、减少疾病、延长寿命就会有一个正确的态度。

第五章　　海外问学

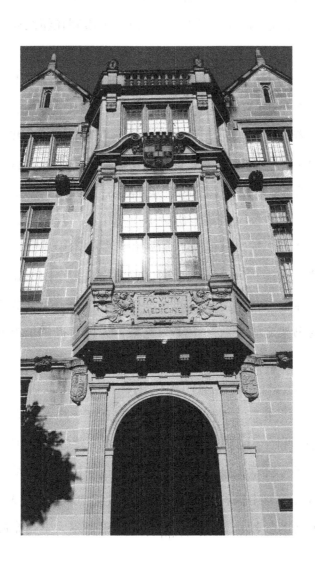

一、康乃尔访吴瑞先生

2002 年的早春，我从纽黑文搭乘美铁到纽约，再转乘"灰狗"长途巴士前往位于伊萨卡市的康奈尔大学拜访吴瑞先生。事先通过电子邮件与吴瑞先生联系上了，约定 3 月初去拜访。

汽车从纽约市出发，抵达了纽约州的伊萨卡市，行程 5 个多小时。由于事先没有做好功课，以为两地不远，实际上，纽约市在纽约州东南部，位于哈得逊河口的纽约湾，而伊萨卡市则在纽约州的西北部，两地距离 400 多千米。

伊萨卡的汽车站很小，售票与候车室在一起，还兼销售一些饮料和方便食品。下车进门后，就看见吴瑞先生已在那里等候了，他身穿米色风衣，戴着一顶礼帽，身体略显清瘦。我上前简要自我介绍几句，尤其是感谢吴先生能拨冗接受我的拜访。吴瑞先生为我订好了一家学校附近的旅馆，顺着山坡向上约 5 分钟的路，就到了学校，很是方便。

康奈尔大学的校园坐落于伊萨卡市东山的一片 3 平方千米的土地上，可眺望西面 3 千米外的卡尤加湖和伊萨卡市中心。康奈尔大学校园依山而建，错落有致，风景美丽。校园内有多个图书馆，建筑风格各异，很有味道，我印象最深的是钟楼图书馆，书架绕墙错落有致地排放，有的书架之间夹放一个小阅览桌，为读者提供了方便，中空的地带是阅览区，玲珑剔透，尤显别致。

康奈尔大学与中国科学的现代化有着密切关联。1915 年，中国留学生任鸿隽、秉志、周仁、胡明复、赵元任、杨杏佛等人在康奈尔大学成立中国科学社。中国科学社后于 1918 年迁回中国。在校期间他们还创办了《科学》杂志，后来成为近代中国权威的综合性科学期刊。康奈尔大学与中国科学交流始于 20 世纪 20 年代。1925 年，在洛克菲勒基金会国际教育委员会的资助下，康奈尔大学与金陵大学开始合作实施"农作物改进项目"。金陵大学农学院院长芮思娄（John H. Reisner）陆续邀请了康奈尔大学教授洛夫（H.H.Love）、迈尔斯（C.H. Myers）、威根斯（R.G.Wiggans）等来华指导作物育种，对中国近代农业的发展有着重大影响，该项目陆续培育出的一批小麦新品种，每亩产量较普通品种增产 15% ~ 30%。

到访康奈尔的第二天上午，我前往吴瑞教授的办公室去做访谈。访问参与当代中美医学交流活动的人士，是我赴美研究工作的一部分（图 5–1）。

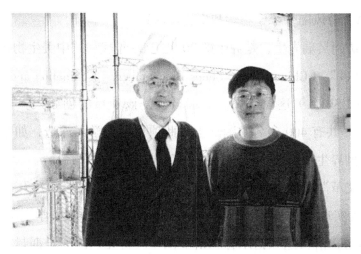

图 5-1　2002 年 3 月作者与吴瑞先生在吴先生实验室合影

吴瑞（Ray Wu），1928 年生于北京，是我国近代著名生物化学家吴宪教授的长子。吴瑞 1949 年随父母到美国。1950 年吴瑞在阿拉巴马大学取得化学学士学位。1955 年获得了宾夕法尼亚大学生物化学博士学位。在加入康奈尔大学之前，他曾在纽约市公共健康研究院做博士后。1966 年吴瑞进入康奈尔大学生物化学和分子生物学系，任副教授，1972 年晋升为教授。1976 年至 1978 年任康奈尔大学生物化学、分子与细胞生物学系主任。吴瑞是基因工程学的奠基人之一，他在培育抗虫害、抗干旱的高产转基因水稻的科研方面贡献卓越。1970 年，吴瑞首先发明了引物延伸法进行 DNA 测序，为后来弗雷德里克·桑格（F.Sanger）发明末端终止法快速测序奠定了基础。引物延伸法也是聚合酶链式反应（polymerase chain reaction，PCR）和 DNA 定点突变技术的基础，这些方法后来都获得了诺贝尔奖。吴瑞也是 DNA 合成方面的先驱者之一，他发明的联接子（linker）和衔接子（adaptor）迄今仍然是克隆 DNA 的常用工具，对 20 世纪 70 年代重组 DNA 技术的建立起了很重要的作用，而正是重组 DNA 技术导致了相关生物技术产业的建立。他主编的《重组 DNA》曾风靡分子生物学和生物技术界。

我访问吴瑞先生，是为了解 20 世纪 80 年代初"中美生物化学联合招生项目"（China–United States Biochemistry Examination and Appliciation，CUSBEA）这段历史。吴瑞教授是该项目的创始人。自 1982—1989 年，共有 400 多名中国学生经此项目赴美学术深造，如今很多都已成为世界生命科学领域的著名专家、学者。

"文革"后，中国出现了严重的人才断层现象。1978 年，邓小平提出，为实现四个现代化、振兴中华，国家要大批派遣留学生出国深造，但在当时，落实这项指示存在诸多困难。首先，因为长期封闭，对西方发达国家的大学和研究机构缺乏了解，不知道往哪里派人；其次，也不知道西方国家的学术机构是否愿意接收中国学生。

1981 年初，当吴瑞得知美国哥伦比亚大学李政道教授实施中美联合培养物理类研究生计划（China–United States Physics Examination and Application，CUSPEA）后，他立即与李政道联系，探讨启动类似项目来帮助中国生命科学领域的学生到美国学习的可能性。李政道很欣赏这个想法，并与中国高层官员联络，最终促成了中美生物化学联合招生项目的诞生。

吴瑞说，由于中美之间有 30 年的隔离，雅思和托福考试尚未在中国开展，美国大学的招生委员会没有可靠的方法来评估中国学生的质量，因此，绝大多数美国大学都不愿意接收中国学生。当时，教育部计划每年选送 30 名生物学学生到国外学习，但吴瑞认为人数太少，后经多次协商，CUSBEA 项目的名额确定为每年最多 60 名，并作为国家公派留学项目。选派学生从中国科学院、卫生部、农业部的各自所属单位当年录取的研究生中择优推荐，再参加由美国专家命题的生物化学和分子生物学考试，并经面试后，由参加 CUSBEA 项目的美国大学分别录取。

当时，吴瑞已预测到在今后的 50 年内，以生物化学及分子生物学为基础的生命科学会是非常重要的，其重要性将远超物理学领域。世界生命科学已经快速发展了 20 多年，中国在生物领域已经落后太多了。他在给时任北京大学校长张龙翔的信中，特别强调了培养生化人才的重要性："现代生命科学已经进入一个新的历史阶段，已由原来的被动的观察、描述为主的阶段转入以实验、主动改造客观世界为主的阶段。生命科学的这种转变的动力，主要来源于现代生物化学的蓬勃发展。生物化学不仅是所有生命科学的牢固理论基础，而且又是实验基础，它能为所有生命科学提供强有力的实验手段。"

CUSBEA 考生的报考资格是，大学本科即将毕业的学生和大学本科毕业后已经工作、年龄在 35 岁以下的科研人员。考生的专业背景，除了本科学生物学和医学的学生外，本科出身于化学系而又有志于攻读生物化学的学生也包括在内。CUSBEA 考试由美方命题，试题密封后交给北京大学 CUSBEA 招考委员会。CUSBEA 招考委员会负责笔试。CUSBEA 考试由 2 部分组成，一部分为生物化学，另一部分为分子生物学或化学。考试全部用英文出题。考试难度大致相当于优秀的美国大三学生和美国博士研究生一年级学生的水平。

吴瑞决定面试考官只邀请美国教授，一方面是为了避免可能存在的利益冲突；另一方面也可借此了解学生的实际英语水平。面试为 20 分钟，考查考生的专业知识、知识面、出国动机和口语能力等。通过面试，考官了解考生感兴趣的研究领域、个人倾向和考生的英语口语能力，并据此对每一位 CUSBEA 学生做一扼要的评价。最后，由 CUSBEA 考生本人在面试评价表上用英语写下他们感兴趣的研究领域及其理由。面试评价表在随后的申请过程中提供给美国大学作为参考。

在 CUSBEA 项目实施之初，吴瑞表示："如果这个项目很成功地打开了留学生出国的通道，我们 3 年办 3 次就够了。"实施 CUSBEA 项目的一个目标就是要让美国的大学了解中国学生。前 3 年派出的学生在美国表现普遍良好，获得了外国教授的广泛好评。他们的良好表现为后来的中国学生赴美学习打下了很好的基础。留学的通道全面打开以后，与 CUSBEA 项目同时举行的其他项目先后停办了。1988 年秋，CUSBEA 委员会正式决定停止举行下一届考试。1989 年 8 月，在派出最后一届（即第八届）学生以后，CUSBEA 项目正式结束。CUSBEA 项目在特定时期所肩负的历史使命圆满完成。该项目自 1981 年实施，至 1989 年结束，一共举办了 8 届，共派出 422 名学生赴美攻读生物学科的博士学位。

CUSBEA 学生作为一个特殊的社会团体，对推动中国的生命科学研究和教育发挥了积极作用。1987 年以后，CUSBEA 学生陆续获得博士学位。1987 年、1989 年和 1993 年，CUSBEA 学生先后在美国举行了 3 届名为"旅美中国学生（学者）生命科学研讨会"的学术交流会议。每一次学术讨论会除了有学术报告外，还会有专门的议程，讨论当前中国生物学科留学生普遍关心的问题。

从 1993 年开始，CUSBEA 学生每年夏季在国内举行"海外及归国中国生物学者生命科学暨生物技术讨论会"。该研讨会一直举办到 1998 年，共举行了 6 届。2001 年 6 月，为了庆祝 CUSBEA 项目实施 20 周年，在国家自然科学基金委、教育部、科技部等单位的大力支持下，CUSBEA 学生在国内组织召开了"二十一世纪生物科学前沿论坛"。

自从 1993 年 CUSBEA 学者在国内举办"海外及归国中国生物学者生命科学暨生物技术讨论会"以来，越来越多的华人生物学家开始同中国建立了交往。为了更好地促进中国生命科学的发展，1998 年 1 月，以 CUSBEA 学生为主的 100 多位留美生物学家聚集加州大学洛杉矶分校，建立了"吴瑞学会"（The Ray Wu Society），宗旨是 "为华人生物学家提供生命科学前沿领域的交流与合作平台，同时致力于促进中国生命科学的发展"。

正如美国科学社会学家克兰在《无形学院》中所指出的："无形学院对于统一研究领域和为领域提供凝聚力和方向是有帮助的。这些重要的人物和他们的某些合作者由直接的纽带紧密相连在一起，他们发展了有利于在成员间形成道德原则和保持积极性的团结。" CUSBEA 学生举办这一系列学术讨论，促进了在美国学习生命科学的中国学生之间的交流及合作，同时也增强了在美的 CUSBEA 学者之间的凝聚力。此外，通过组织和参加这一系列的学术交流会议，CUSBEA 学生开始向中国国内传播最新的生命科学研究成果，开始为中国的生命科学发展做出他们的贡献。

当前，生命科学的重要性正逐步显现出来。CUSBEA 学生有一大半活跃在生命科学研究的前沿领域，他们中的许多人已经成为著名的科学家,目前回国工作和积极参与学术交流的 CUSBEA 学生也正逐年增多，而留在海外的 CUSBEA 学者有的回国参加学术交流活动，有的在国内开办生物产业。他们往返于中美两国之间，这也促进了中美两国在生命科学领域的交流。可以认为，CUSBEA 项目的实施是成功的。通过国家大规模派遣留学生赴美学习，从而加快某个学科的发展，这样一种培养人才的方式在中国特定的历史时期起到了积极作用。

由于发达国家与发展中国家在学术和经济方面的巨大差距，人才外流，即所谓"脑流失"（brain drain）的问题，一直是困扰发展中国家科技人才培养的难题。影响留学生回国的原因是多方面的，有国内研究条件的限制、经济原因、家庭原因以及国内的科研体制不完善等诸多原因。但在科学技术领域，留学生是出国完成学业立即回国，还是在国际领先的实验室继续从事研究，成长为一流学者后再回国服务，是颇值得深入探讨的一个问题。以 CUSBEA 学生为例，从留学生成为学者、科学家一般需要 10 年左右的时间。因此，以留学后是否立即回国服务作为判断留学项目是否成功是短视的。实际上，我们可以将他们看成我国科学发展的一个"储水池"。如果要直接吸引一流学者回国，我们可以用更长的时间等待"脑收获"（brain gains），等待人才收获季节的到来。

访谈后，吴瑞先生还带我参观了他的实验室，并送给我许多珍贵的 CUSBEA 项目原始资料。后来吴瑞教授来华访问，也曾邀请我小聚。2008 年 2 月 10 日，吴瑞在伊萨卡因患心脏病去世，享年 79 岁。虽然，吴瑞先生已离我们而去，但他对中国当代生命科学发展所做出的贡献将永载史册。

二、哈维·库欣的墓碑

我在耶鲁大学访学，办公室在耶鲁大学医学院的医学史图书馆内，这是因为耶鲁大学科学史与医学史系设在耶鲁大学医学史图书馆。办公地点设在医学史图书馆，对于医学史研究者来说是再好不过的了，我几乎天天泡在图书馆里。一天，我大致数了数馆内与医学史相关的藏书，初略估算已逾4万册，还不包括地下特藏室的古旧珍本。出国前曾认领了一个编写西方医学思想史书稿的任务，当时翻阅了国家图书馆的藏书目录，查阅了大量相关文献，雄心勃勃，草拟的编写大纲也获得出版社的认可，准备来美后进一步丰富内容，完成书稿。当我翻阅耶鲁大学医学史图书馆的医学史相关著作后，勃勃雄心瞬间化为乌有，深深感到巨大的差距，尤其是对于20世纪以来现代医学各分支学科发展历程的把握方面，还欠缺很多，而国外许多专业领域的学者出版了不少专科史方面的论著，对于理解现代医学的演化极有价值。于是我决定暂缓写作，尽量多收集资料，准备充分后再动手。

我住在耶鲁大学神学院对面的简易公寓，离医学院3～4千米的路程，平常去系里都是搭乘耶鲁大学的班车，非常方便。周末与节假日班车停运，若去图书馆多是步行。从神学院到医学院，基本上等于由北至南纵贯耶鲁大学，要走40多分钟。好在耶鲁大学校园风景如画，哥特式风格的建筑散布在校园，仿佛置身于中世纪的欧洲。实际上这些建筑大多建于20世纪二三十年代，建筑师为了让人有古旧感，故意在石质墙面上泼酸，用中世纪粘补法补后的玻璃装饰，显得饱经风霜。校园里也有现代先锋的建筑，如由获普里兹克奖建筑师戈登·邦夏（Gordon Bunshaft）设计的贝尼克古籍图书馆（Beinecke）。该馆是当今世界上最大的专门收藏古籍善本的图书馆。图书馆外墙是由60厘米见方的产自佛蒙特州的半透明大理石构成，虽然整个建筑外观没有窗户，但馆内依然透亮且可防止阳光直射损坏藏书。图书馆内中央是一个玻璃环绕的立方体书库，高达6层，其中收藏有欧洲最早的活字印刷本——古腾堡圣经（Gutenberg Bible），是其镇馆之宝。大厅四周常布置一些古旧图书的主题展览。穿过贝尼克古籍图书馆所在的贝尼克广场，可去著名的斯特林纪念图书馆。图书馆大楼规模庞大，哥特式教堂风格，借阅大厅富丽堂皇。斯特林图书馆大门的左前方，是黑色椭圆形的大理石剖面制成的"女生桌"（Women's Table），也称为耶鲁大学女生纪念碑，系由华裔著名设计师林樱女士于1993年为纪念耶鲁大学男女合校25周年所设计并捐赠给耶鲁大学的。林樱是著名建筑师林徽因的侄女。一汪清水静静地从桌面中央源源淌出，一波一纹地向整个桌面漫去，顺着波纹的走线，排列着耶鲁大学女生的名字和数字。女人如水，清澈晶莹的水流在向人们讲述着耶鲁大学女生的往事。从斯特林图书馆往南是耶鲁大学的老校园，红砖圆窗尖顶的法尔南厅是历史和文化沉淀的象征。躺在老校园的草坪上，仰望高耸入云、直逼蓝天的钟楼，令人联想到耶鲁大学校徽上"光明与真理"的蕴意。

离开老校园往南二三个街区，便是医学院的校园了，与纽黑文医院毗邻。医学院图书馆在医学院主楼建筑群里。平常乘校车，是从医学院主楼正门进入图书馆，若步行的话，则可走图书馆的后门，用电子卡划过自动识别锁就可进入，既简捷，又方便。走图书馆的后门，要穿过一片小花园草坪。由于是图书馆的后院，草坪的修剪颇为随意，杂草生长旺盛，散布的几把靠椅，无人清理，并不常使用。一次在草坪上随意走走，发现草丛中平放着一长方形石块，由于周边都是绿草覆盖着，若不走近，并不容易发现。看到石碑上的文字"Harvey Cushing, April. 8. 1869—Oct. 7. 1939"，原来这里安放着的是美国著名神经外科学家哈维·库欣的墓碑（图5-2）。哈维·库欣也是耶鲁大学医学史图书馆（图5-3）主要捐赠人之一，为耶鲁大学医学史图书馆的发展做出过重要贡献。

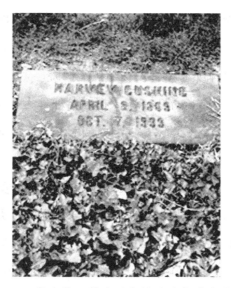

图 5-2　耶鲁大学医学史图书馆后院中的库欣墓碑

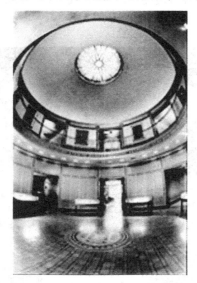

图 5-3　耶鲁大学图书馆中厅穹顶

耶鲁大学医学院创建于 1812 年，起初由 2 个独立的机构组成，即耶鲁医学院和纽黑文医院。根据最初的"医学院章程"，康涅狄格州对医学院的资助来自康州医学会，因此医学院教员聘任由康州医学会认定。直至 1884 年，医学院才完全融入耶鲁大学，教职员的任命、授予学位和管理资金全部来自于耶鲁大学。不过，在地理位置上，医学院与大学相对分离，而与纽黑文医院联系更为紧密，因为临床教学设施、临床实习，以及临床实验室都设在纽黑文医院。

伊莱休·耶鲁（Elihu Yale）本人捐献给耶鲁大学头 2 批医学书籍。一个世纪以后，1813 年，耶鲁大学医学院在耶鲁大学校长蒂莫西·德怀特（Timothy Dwight）和康涅狄格州医学会的支持下创办。1814 年建立了独立的医学院图书馆。到 1865 年，根据藏书分类记载，医学书籍的数量达到 1200 册，在当年，医学书籍合并到耶鲁大学图书馆。直到 1917 年，医学院的教授们才又建立了一个独立的医学院图书馆。现在的医学院图书馆楼建成于 1940 年，与 1925 年建立的斯特林医学楼相连接。耶鲁大学医学史图书馆为"Y"字形设计，一翼是医学史图书阅览室，另一翼是医学期刊馆（图 5-4）。

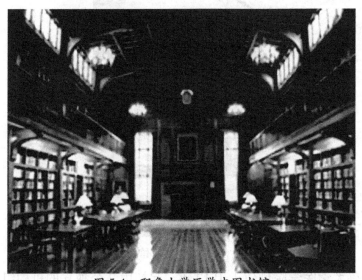

图 5-4　耶鲁大学医学史图书馆

耶鲁大学医学史图书馆，是全球最大的医学古籍图书馆，收藏有希波克拉底、盖伦的文集，有 15 世纪的解剖学教程，包括最早的维萨里的《人体构造》、哈维的《心血运动论》、波义耳的文集、达尔文《物种起源》等。1935年，医学史图书馆由哈维·库欣（Harvey Cushing）（图5-5），约翰·富尔顿（John F. Fulton）（图5-6）和阿诺德·克雷伯斯（Arnold C. Klebs）（图5-7）3位医学家提议而创建，3位都是美国当代著名医学家。库欣被誉为现代神经外科之父，他发明了多项颅脑外科手术的技术方法与治疗原则，显著提升了手术切除颅内肿瘤患者的存活率；用电刺激研究人体大脑皮质的感觉区，发现了脑垂体功能障碍所导致的内分泌失调，后被命名为库欣综合征。库欣的这些贡献奠定了他在此领域的泰斗地位，由此神经外科成为外科学的一个新的分支学科。库欣曾38次获得诺贝尔生物学或医学奖的提名。富尔顿是著名神经生理学家，创办了《神经生理学杂志》。他对大脑皮质功能方面有深入研究，发现猴子前叶皮质损伤可产生镇静效应，这一发现后来启发了葡萄牙神经科学家埃加斯·莫尼兹（Egas Moniz）采用前额叶切除术治疗精神病，这一方法于1949年获得诺贝尔生理学或医学奖。克雷伯斯是著名细菌学家，其父埃德文·克雷伯斯（Edwin Klebs）是瑞士著名细菌学家，白喉杆菌的发现者，与巴斯德、科赫是好朋友。1896年，克雷伯斯随父亲来到美国，在约翰霍普金斯大学医学院跟随医学大师威廉·奥斯勒学习和工作，在此期间他结识了库欣并成为终身好友。

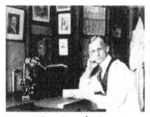 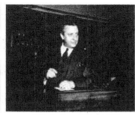 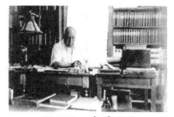

图5-5　库欣　　　　　图5-6　富尔顿　　　　图5-7　克雷伯斯

这3位医学家也都是医学史家，深受医学人文主义大师奥斯勒的影响。库欣写有《奥斯勒传》，该书获得1926年普利策奖。克雷伯斯曾在约翰霍普金斯大学医学院跟随奥斯勒一起工作过，收藏有大量医学古籍。富尔顿曾任美国科学史学会主席（1974—1950），是《医学与相关科学史杂志》的创办者和美国科学史杂志《爱西斯》（Isis）的编辑，耶鲁大学医学史系的首任主任，他主张通识教育应注重科学与人文的融通，而科学史则正是连接科学与人文的桥梁。遵循库欣写《奥斯勒传》的风格，富尔顿撰写了《哈维·库欣传》，文脉相续，成为一时美谈。为了促进耶鲁大学医学史学科的建设与发展，他们3人分别将自己收藏的医学史书籍捐赠给耶鲁大学图书馆。因此，耶鲁大学医学史图书馆成了耶鲁大学科学史与医学史研究的大本营。

三、耶鲁大学的医学人文学讲座

耶鲁大学医学院的医学人文学系列讲座开始于1983年，由斯皮罗（Howard M. Spiro）博士发起，讲座的目的是将艺术和人文学科与医学实践联系起来。斯皮罗是耶鲁大学医学院内科学系消化内科的奠基人。他本科主修英语，1944年于哈佛大学毕业后进入哈佛大学医学院，1947年获医学博士学位。他起初对精神病学颇有兴趣，但当时的精神病学尚缺少有效的治疗方法，以"谈话治疗"为主，又因了解到肠道症状与心理具有相关性，于是他决定投身胃肠病学研究。1955年，他在耶鲁大学医学院内科学系建立了胃肠病科，尤其关注消化系统疾病与心理之间的关系。他非常强调床边教学，重视与患者的沟通，认为患者的心理与精神因素对疾病的转归有着重要影响。他也重视跨学科的交流，经常与外科医生、胃肠病科医生以及医务社工聚在一起，讨论临床问题。

斯皮罗勤于著述，不仅在胃肠病学领域著有经典教科书《临床胃肠病学》，还出版了多部有关医患关系的畅销书，如《医生、患者与安慰剂》《当医生患病时》《面对死亡》（图 5-8）。1982 年，为了推动医学与人文学科的建制化联系，斯皮罗与佩舍尔（Enid Peschel）一起，建立了"耶鲁大学医学人文计划"（Yale Program for Humanities in Medicine）。该计划每周邀请校内外学者，举办医学与人文学科、艺术、音乐、政治方面的演讲，很受学校师生和医生欢迎。后来，该计划发展为"霍华德·斯皮罗医学人文系列讲座"。2010 年，斯皮罗创办了《医学人文》在线杂志，以推动医学文化、医疗保健与疾病经验的讨论。作为一名临床医生，斯皮罗本人也践行他所倡导的医学人文理念，他非常重视倾听患者。他指出，当今疾病治疗更多凭借医疗技术，而不是依赖医生的倾听、安慰与劝告。医疗不仅日益技术化，而且也越来越牵涉法律、保险、政府管理等，从而加大了患者保健的限制，这种状况拉大了医生与患者的距离。斯皮罗呼吁复兴医疗实践的共情价值，重视倾听患者的述说以更好地理解疾病与患者的感受。他强调，医学既是科学也是技术，既有理性，也靠直觉，同情既是医生素养的基石，也是医务人员治疗患者的基本技能。

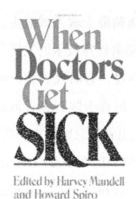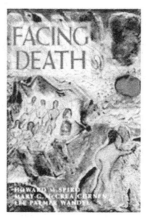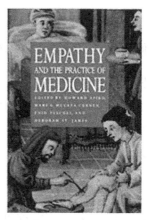

图 5-8　斯皮罗出版的医学人文学著作

"霍华德·斯皮罗医学人文系列讲座"对公众开放，每月 2 次，一直持续至今。演讲者主要是来自美国各大学的专家、学者，也有来自其他国家的访问学者，演讲内容非常宽泛，从"如何获得患者的信任""医学与美国文化中的死亡观念""医疗保健中的多元文化观"，到"女性主义与慢性病""红、白、黑：血液与种族""医学中内科医生的经济冲突""基因组的发现对人类生活的影响"等，充分体现了医学科学与人文学科相互渗透的跨学科特点。

可能是为了吸引更多的临床医生参与，讲座一般安排在周五下午3点之后，总体上看，听众十分踊跃，设在医学史图书馆大厅的讲堂，基本坐满。演讲前，主持人与演讲者及来宾在2楼小会议厅有简短交流，主办方一般备有坚果、甜点、茶及雪莉酒，气氛轻松愉快。有些年龄稍长的听众，常常西服革履，打着领结，让我想到电影中见到的绅士风度的学者参加学术沙龙的经典画面。年轻人则穿着比较随意，也有少数穿着白大褂来听的医生。演讲大约持续一个半小时，之后时常有热烈的讨论。令我印象较深的是一场主题为"倾听患者：一个不可能的梦"（Listening to Patients: An Impossible Dream）的报告。报告人是耶鲁大学医学院精神病学副教授阿尔特舒（Victor Altshul）博士。

阿尔特舒说，早在20世纪之初，威廉·奥斯勒爵士就告诫医生，倾听患者，他会告诉你如何做出正确的诊断。但随着医疗技术的发展与应用，倾听患者似乎已成为一项奢侈的要求。不过，有研究表明，虽然高新医疗技术为临床诊断提供了极大的便利，但善于倾听患者诉说的医生临床治疗的效果更好。此外，据美国的一项患者满意度调查表明，患者最普遍的抱怨就是"医生不愿意听我说话"。1984年，贝克曼（Howard B. Beckman）和弗兰克（Richard M. Frankel）在《内科学年鉴》上报道说，医生平均在患者讲述18秒之后就会打断。医生更愿意依赖自己所熟悉的技术，而剥夺了患者讲述自己完整病史的机会，其中涉及重要的心理社会因素。他们认为，医生在较短时间内看更多患者来提高效率，是医生未能倾听患者的主要原因。然而，对于许多慢性疾病、肿瘤、心理、精神疾病的患者而言，医生的倾听能捕捉到身体疾病的细节，对患者的帮助，甚至比高精诊疗技术效果更好。

的确，正如阿尔特舒博士所言，20世纪80年代后，随着医学模式的转变，对慢性病、肿瘤、精神病的社会心理干预兴起，患者的社会心理支持需求也迅速增加。1990年斯坦福大学的一项研究发现，拥有支持组的乳腺癌妇女比没有支持组的生存率提升了2倍。这表明倾听患者的诉说、加强医患之间的有效沟通不仅只是态度问题，而且本身就是一种非常重要的临床治疗内容。

医生缺乏沟通能力，就是缺乏收集临床信息的能力，进而则可能导致他们制定的检测和治疗方案不完善或有缺陷。这些不仅会导致增加一些不必要的费用，而且也直接影响到给患者提供的诊疗质量。从另一方面讲，更好的沟通不仅仅为患者带来好处，同时也使医生在满意度方面有很大的收获。对医生来说，处理患者突发的情绪问题是一个难题。例如，很多医生对患者就医过程中突然产生的悲痛、哭泣、恐惧与愤怒的情绪感到非常棘手，因为他们不清楚如何应对这类心理社会问题，大多数人在临床训练中没有学过这些内容，但是这的确是一个临床技能问题。

在大多数临床诊疗过程中，医生与患者的接触几乎总是短暂的，通常情况下就是几分钟，重要的是知道如何利用时间。有研究表明，医生在患者开始说话几秒钟后，就会自动思考患者大概是什么病情并停止倾听，医生通常利用经验来进行诊断推理，这种近乎即时的判断可能是有用的，被认为是高效的。然而，具有讽刺意味的是，如果医生花更多的时间，则会更有效率，因为起初的诊断可能是错误的。

良好的医患沟通是为了建立医患之间的信任关系，最终导致更准确的信息交流和患者更好地遵守治疗方案。从医生方面讲，良好的医患沟通也能提升医生的信心，减少与患者的冲突和更多地享受医疗实践。

四、日内瓦访学记

2013 年夏，我获得布洛切基金会（BROCHER Foundation）的资助，前往瑞士日内瓦做为期 1 个月的研究访问。布洛切基金会是瑞士医生布洛切夫妇（Mr and Mrs Jacques and Lucette Brocher）创建的一个私立非盈利基金会，其旨在鼓励生命科学领域的跨学科研究，尤其关注医学研究和生物技术发展所产生的社会、伦理与法律问题，同时也推动医学史、医学人类学、医学哲学等领域的交叉合作。

布洛切基金会位于美丽的日内瓦湖边的赫曼斯小镇，基金会购置了一块占地约 1.2 万平方米的地产，设计成花园别墅，有 8 栋独立小楼，错落有致地分布园中。一块大大的草坪顺坡从入口延展到湖边，散杂种植的鲜花，色彩斑斓，蓝天白云下，璀璨夺目。临湖建有半圆罗马式廊亭，湖光山色，尽收眼底。布洛切基金会每年夏季邀请来自不同国家、不同学科的学者相聚在日内瓦湖畔，共同研讨当代医疗技术所引发的社会伦理法律问题。

布洛切基金会每年发布下一年度的申请指南，申请人需要提交计划书，科学委员会根据所收到的申请来遴选拟邀请的学者。获选者一般可来此居住 1 ~ 3 个月的时间，组织参加研讨会，或写作专著、专题论文等。基金会为学者提供了一个轻松、自由的学术交流空间。基金会为访问教授提供独立的办公室及所需的办公设备，办公室宽敞明亮，落地门窗面向日内瓦湖，令人心旷神怡（图 5-9）。

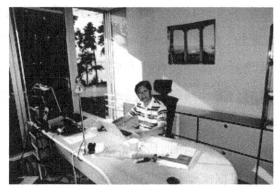

图 5-9　作者做访问教授时的办公室

在 BROCHER 基金会研究访问期间，我与来自世界各地的学者进行了广泛的学术交流，参加了 2 次研讨会，了解到国外学者的研究兴趣与学术前沿的热点问题。一次研讨会的主题是"快速诊断试验对疟疾防治的价值：医疗地理学"由英国兰卡斯特大学社会学与人类学教授乌尔丽克·拜塞尔（Ulrike Beisel）和德国拜罗伊特大学发展社会学系的研究助理勒内·乌姆洛夫（Rene Umlauf）共同主持，2 位研究者应用社会人类学、人文地理学以及科学技术研究的综合方法，探讨了非洲乌干达疟疾控制过程中蚊蝇—寄生虫—人类反应与卫生政策和社会生态环境之间的复杂关系。他们也关注医疗保健新技术的传播与应用以及在撒哈拉以南非洲国家卫生保健服务递送的地理影响因素等问题。

另一次来访学者的自由交流中德国柏林洪堡大学文化史与文化理论研究所的贝蒂纳·博克（Bettina Bock von Wülfingen）副教授报告了她的研究论文《经济学与细胞：1900—2000 年间的遗传概念的演变》，该论文是她的博士论文《概念的遗传化》的进一步深入。作者通过对生命科学领域知识的文化史研究，探讨科学技术与社会文化之间的互动关系。北京大学公共卫生学院的沈娟博士通过对近 5 年中国最贫困省份的 6000 多个家庭新生儿出生的研究，分析与讨论了中国母婴保健如何达到联合国千年发展目标采取的策略与行动。英国利物浦大学医学人类学系的席亚拉·基兰（Ciara Kierans）报告了她的医学政治学研究，她考察了墨西哥政府在高新医疗技术应用方面所面临的挑战，尤其是研究了器官移植的公平性问题，关注政府、市场以及医疗卫生部门如何配置移植器官的资源，如何实现公平等问题。英国伦敦国王学院医学伦理与法律中心的博士生伊斯拉·布莱克（Isra Black）的报告是《辅助死亡问题》。他根据医学伦理学的一般原理对英格兰与威尔士有关辅助自杀和安乐死的概念与立法问题进行了分析。美国明尼苏达大学公共卫生学院与生命伦理中心副教授利·特纳（Leigh Turner）的报告是《整形外科旅游的伦理与社会学分析》，他从卫生服务市场的全球化视角，关注目前发展兴旺的医疗旅游，以及随之引起的伦理、法律与社会学问题，他试图从生命伦理学与医学的社会研究 2 方面来建立一个研究进路与理论框架。瑞士巴塞尔大学热带与公共卫生研究所的博士生卡布雷拉·劳拉（Cabrera Laura）报告了对尼泊尔结核病流行病学及其防治的社会经济问题，分析了社会文化程度、经济地位、男女性别等对结核病诊断、治疗的影响。

　　英国约克大学社会学家西莉亚·基辛格（Celia Kitzinger）与卡迪夫大学的传媒研究学家珍尼·基辛格（Jenny Kitzinger）是两姊妹，西莉亚·基辛格现任慢性意识障碍研究组的主任，这是一个跨学科的研究小组，社会学、法律、哲学、文学、经济学和医务人员等多学科的研究者参与其中，该小组的研究包括对昏迷、植物人和低意识状态等患者的研究，这类人群大多是因为严重的脑损伤而致。珍尼·基辛格作为传媒研究专家与其姐姐共同主持这项研究，她主要关注脑损伤患者的伦理决策问题。卡拉（Carla）是来自美国德克萨斯大学的人类学博士，即将去德克萨斯大学医学中心做博士后研究，她的报告是《危地马拉土著社会暴力的精神卫生与社会结构问题》。加拿大多伦多大学的博士生埃丽卡·萨顿（Erica Sutton）的报告是《当技术可用但不可及之时：镰状红细胞贫血患者医疗保健标准的伦理问题》。她指出，镰状红细胞贫血患者已能被有效治疗，但是部分患者因为经济上的原因而不能得到治疗，政府与社会应当承担怎样的责任，才能在伦理学上得到辩护？

受世界卫生组织"伦理学与健康社会决定因素"（Ethics and Social Determinants of Health, ESDH）办公室主任安德鲁（Andrew）博士的邀请，2013 年 8 月 27 日我去在日内瓦的世界卫生组织"健康的伦理与社会决定因素"办公室举行的专题研讨会上做主题报告《临床实验的全球化及其治理：中国的经验与历史》（图 5-10）。

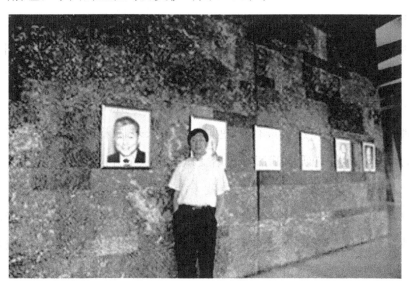

图 5-10 WHO 历任总干事照片墙

中国作为最大的发展中国家，中国政府非常重视科学技术的发展，尤其是应用科学技术提高生产力，改善人们的健康状况。中国现代化的目标之一就是科学技术的现代化。中国作为人口大国，医疗卫生需求非常巨大，面临的卫生保健问题也非常复杂。作为医疗卫生的研究对象，中国提供了极好的流行病学现场；作为医疗保健的服务对象，中国则是生物医药产业巨大的市场。两者构成了国际合作的强大动力。中国科学家与科研机构，积极参与国际合作研究，例如人类基因组计划、循证医学、癌症流行病学、出生缺陷研究等，中国主要大学和研究机构与国外大学和研究机构有大量的合作。不过，在国际合作中也出现了一些问题，如医学科学与医疗技术的知识产权、成果共享等。这些问题的出现引出了在全球化背景下，中国如何对相关的生物医学研究和商业性的临床实验进行有效的治理问题。我通过基因研究的国际合作等案例，分析了中国的现实问题以及相关政策与法规是如何出台的。

近年来，中国对于受试者保护工作的关注度越来越高。2007 年初，卫生部印发了《涉及人的生物医学研究伦理审查办法（试行）》，旨在规范涉及人的生物医学研究和相关技术的应用，保护人的生命和健康，维护人的尊严，尊重和保护人类受试者的合法权益。北京大学成立了受试者保护工作体系，通过为研究者提供培训、对研究方案进行伦理审查、对研究过程进行伦理监督、对未来临床和科研领导者进行能力培养、维护科研的诚信等，给受试者提供全方位的保护。

2013 年，国家卫生和计生委就《涉及人体的医学科学技术研究管理办法》（简称《办法》）公开征求意见。《办法》要求，所有涉及人体的医学科学技术研究项目开展前，须先通过科研团队所在的机构（或）组织审查立项。审查的核心，除了风险性评估，还包括伦理审查。此次制定《办法》，旨在建立健全医学科学技术研究管理体制，规范医疗卫生技术、公共卫生干预、计划生育技术、食品安全风险评估等涉及人体的医学临床试验研究行为。

国外专家学者对报告表示出极大的兴趣，报告后与会学者就中国开展人体试验的伦理、法律及管理等提出了许多问题，如高新诊疗技术、食品安全风险评估的规范性、如何评估对受试者带来健康风险等。

在研究访问期间，我还应日内瓦大学孔子学院院长巴齐尔·齐默尔曼（Basile Zimmermann）教授之邀，顺访了日内瓦大学孔子学院和苏黎世大学历史系，讨论了有关学术交流事宜。

五、哈佛大学医学图书馆"坎农档案"查阅记

2002 年 3—4 月间，我到哈佛大学医学院 Countway 医学图书馆善本特藏部查阅著名生理学家坎农（Walter Bradford Cannon）的档案文献。坎农对近代中国生理学的发展做出过重要贡献，是我中美医学交流史项目研究的主要人物之一。他曾任洛克菲勒基金会下属的中华医学基金会董事会成员，参与协和医学院的创建。1935 年他作为访问教授，来协和医学院生理系讲学并指导实验，与中国科学家建立了深厚的友谊。抗日战争期间，他为支援中国人民抵御外来入侵积极奔走，充分展现出了科学家的精神气质与人文精神。

坎农的档案保存在哈佛大学医学院 Countway 医学图书馆善本特藏部。善本特藏部在医学图书馆的地下一层，特藏部阅览室家具虽老旧，但显得厚重与沧桑。周边书架上摆放着各式各样的 17—19 世纪的药罐。特藏部的负责人了解我的来意后，非常热情地向我介绍了他们保存坎农档案的情况，并告知可以查阅与复制，但只供研究使用，若发表需要注明来源，照片翻拍要收费。我大致翻看了一下目录，发现档案内容非常丰富，由于时间有限，我只能重点查看与中国相关的很少一部分。

1. 访问协和

坎农 1900 年自哈佛大学毕业并获得医学博士学位，是美国大学最早自己培养出的具有国际影响的科学家。1906 年，35 岁的坎农受聘为哈佛大学生理系教授和系主任，他在这 2 个职位上一直工作至 1942 年

退休。早在 1896 年，坎农在哈佛大学医学院当学生时发明的 X 线钡餐诊断技术，在临床诊断中得到普遍的应用；后来他对情绪与胃肠道的影响产生兴趣，于 1915 年研究证明了躯体在应激状态下"交感—肾上腺轴"的作用，并在 1926 年提出了著名的"内稳态（homeostasis）"概念，这一创见使他在生理学上名垂史册。

坎农与协和医学院生理学科的发展有着密切的关系。1922 年，协和医学院的教务长顾临（Roger S. Greene）写信给坎农，征求他对生理、病理系教师聘任人选的意见。后来，担任过生理系主任的克鲁克香克（Ernest W. H. Cruichshank）和林可胜也都与坎农有书信往来，或是评阅论文，或者推荐进修人员等。1932 年，坎农的大女儿费慰梅（Wilma D. Cannon）来华与在北平学习中文和历史的费正清（John King Fairbank）结婚，坎农给他所认识的中国学者写信，请他们多多关照。

1934 年，顾临听说坎农打算来北平探望女儿，便致信邀请他以访问教授的身份来协和医学院生理系做学术交流，并提供 2500 美元的资助。坎农自然非常高兴地同意了，并给顾临回信表示，在担任生理系访问教授期间尽可能地有些用处。他还向时任生理系主任的林可胜询问："你愿意我去做些什么事——讲课？开会？演示实验？凡你建议的我都会仔细考虑，设法实行。"

1935 年 4 月，坎农与妻子和小女儿抵达上海。他在哈佛大学的学生，时任中央卫生署署长兼协和医学院院长的刘瑞恒在码头迎接。他们在上海和南京稍事停留并各做了一场讲座后，于 4 月 14 日抵达北平。坎农全家住进了协和医学院为他准备的一座四合院，一家人非常高兴能在中国团聚（图 5–11）。

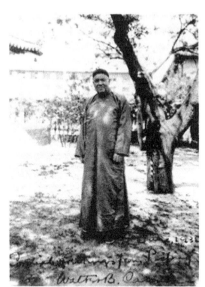

图 5-11　坎农身着中式长衫在协和医学院校园留影

这是坎农最喜欢的照片之一。照片下面是他将照片寄回给美国家人时的题字"寄自北平的衷心问候，1935 年 6 月，沃尔特·B. 坎农"。本照片承哈佛医学院 Countway 医学图书馆惠允发表

坎农来华访问的消息传开后，他收到了许多学术演讲的邀请，他也有求必应，在短短 2 个月里，共做了 17 场演讲，使得原来计划中的异国团聚和游览，变成了忙不到头的工作，以至于他夫人在写给娘家的信中抱怨还不如留在坎布里奇。

除讲学之外，坎农还与协和医学院生理系的教师合作撰写了一篇研究论文，并发表在《中国生理学杂志》上。在论文发表前，负责为杂志全部稿件译写中文标题和中文摘要的张锡钧特地为坎农起了一个谐音的中文名字"肯恩"。张锡钧在给坎农的信上说，"肯"意为热心行动，"恩"意为乐于助人，"唯愿我能用更多的音节说明您的其他优点！"坎农首肯了这个名字，将它用在后来发表于《中国生理学杂志》上的文章前面（图 5-12）。

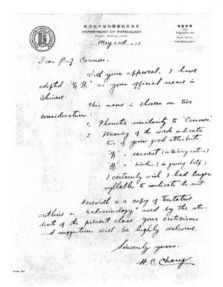

图 5-12   张锡钧给坎农的信

2. 良师益友：与臧玉淦的交往

在坎农的档案中，有一封1928年9月14日寄自"北京清华学校（Tsing Hua College, Peking）"的信。写信人名叫臧玉淦，当时他还不满 30 岁，刚刚得到清华心理系助教的工作。

1928 年臧玉淦翻译了坎农的成名作《痛饥惧恐时的身体变化》，由上海商务印书馆出版。坎农在该书中讨论了肾上腺素在强烈情绪状态下的各种生理作用，开创性地将内分泌的因素引入了情绪的生理学研究，书中所提出的"交感—肾上腺轴"理论以及由交感神经和肾上腺系统激发的"搏斗或逃跑"的应激状态的概念，首次给动物的强烈情绪反应赋予了进化意义和生理学的基础。臧玉淦在中文版出版后，向坎农寄赠了 2 册中文译本，并在其中一本的封二处，贴上了自己的照片（图 5–13）。臧玉淦在信中还简要介绍了自己的身世与艰苦的大学生活。

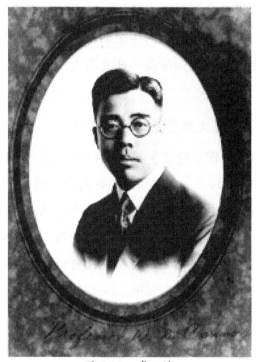

图 5-13 臧玉泮

臧玉泮赠坎农译著《痛饥惧恐时的身体变化》封二上的自照。下有臧玉泮的"呈坎农教授"题字

坎农给臧玉泮回信，表达了他对翻译的肯定。此后，臧玉泮和坎农一直保持着通信联系，直到1938年因战争影响才中断。在坎农的档案文件里至今仍存有二人来往信件的20余封原件和底稿。从来往信件中看到，臧玉泮每次变换学习地点或开始新研究成果，都会写信告诉坎农。1933年，坎农《痛饥惧恐时的身体变化》第二版出版，与初版相比，做了较多修订。尤其是坎农在参加过第一次世界大战后，他对情绪问题有了新的认识，不再认可19世纪以来认为一切功能紊乱都有病理解剖根源的正统生理学模式，而强调忧惧暴怒会导致永久性的功能紊乱，后者又会进一步演变成器质性的损害。这一思想成为心身医学的理论

基础之一。坎农将这个新版本也送给了臧玉淦，臧收到新版后原打算将中文版重译，可惜终因出版商拒绝而未果。臧玉淦后来成为我国著名神经解剖学家，是北京医学院（现北京大学医学部）神经解剖学科的奠基人。

3. 坎农对《中国生理学杂志》的支持

坎农是《中国生理学杂志》早期的订阅者之一。1932 年 6 月，坎农致信协和医学院生理系主任林可胜，寄去他订阅《中国生理学杂志》的费用 27.5 美元。林可胜当时恰好外出，生理系的另一名工作人员沈寯淇回信表示，杂志寄送给坎农本应完全免费，现在收到订费，令他十分为难，只好把钱暂时留下，待系主任林可胜回来再作主张。但坎农似乎执意要自己出钱订阅，翌年，即 1933 年 1 月，他又再次给林可胜寄去杂志订费，信中顺带感谢林可胜对他女儿女婿的招待。此后坎农与协和医学院的生理学家们通信的时候，时常提起最近又收到某一期的《中国生理学杂志》，同时总不忘记对中国生理学家的工作表示赞赏。

坎农 1935 年秋天访华结束回到哈佛大学以后，与协和医学院的联络愈加频繁。1936 年初张锡钧去信告诉坎农，他和沈诗章使用坎农传授的方法在猫身上进行实验时，发现饥饿的动物与营养充足的动物对于刺激肝神经做出不同的反应。坎农很高兴，他回忆起 15 年前他与另一位合作者发现过同样的现象。他告诉张锡钧，他猜测造成区别的食物成分最有可能是酪氨酸，他自己已经不打算做这个题目了，但是如果协和医学院有人愿意继续做下去，他会非常满意，而且张锡钧一定要记得通知他一声，这样可以确保他的实验室不再有人做它。林可胜去南京和上海出差，回到北平后写信向坎农一一讲述了坎农所结识的中国各个生理学家的近况：柳安昌、汪敬熙、张鸿德各自都在领导一些人开辟新的工作地点；在北平，协和医学院正在经历改组的风波，但是大家仍然专心研究，遵循的路线与坎农在华时无甚大异。林可胜还特意提到，他同 3 个新来的助手在延髓发现了一个"加压中枢"，刺激它似乎能导致类似交感神经兴奋引起的一系列复杂反应，这项工作的进行方向是坎农访问的直接结果。

除了谈论专业问题，坎农并未忘记实验室之外的世界。他知道日本在中国的一角正虎视眈眈，他的中国朋友们始终生活在战争的阴影下。他在给臧玉洤的信中说："中国正开始望见幸福生活的曙光，假如日本的巨掌加在她身上，这是悲剧性的。"不幸，局势的发展却证实了坎农最坏的担忧，1937 年"七七事变"爆发，战火旋即蔓延到了这个古老国度的大半壁河山。

抗战初起时，美日尚未公开交恶，协和医学院作为美国人的资产暂时维持着运转。生理系主任林可胜已经奔赴内地组织战地医疗工作，系务和《中国生理学杂志》的事务交由代理系主任张锡钧负责。坎农间接听说了这个消息，他在给张锡钧的信中一再表示，对于在这样的困难条件下坚持工作很是敬佩，并鼓励张锡钧尽量把研究工作进行下去。然而到了 1940 年春季，沦陷区的通货膨胀终于使《中国生理学杂志》陷入难以为继的境地。张锡钧向坎农去信说，3 年间普通纸的价格上涨了 3 倍，铜版纸的价格上涨了 7 倍。坎农收到信立即给当时美国生理学会的司库费恩（Wallace O. Fenn）写信，建议由美国生理学会设立一笔准备金，帮助中国同行继续出版他们的刊物，费恩同意开会讨论坎农的建议。然而，1940 年 12 月太平洋战争爆发后，协和医学院被驻北平日军包围，协和医学院生理系的工作完全停顿了，《中国生理学杂志》休刊。

4. 患难真情：抗战期间与林可胜的交往

坎农 1935 年在协和医学院访问期间，与生理系主任林可胜结下了深厚的友谊。林可胜是新加坡华侨领袖林文庆医生的长子，毕业于爱丁堡大学医学院，他多才多艺，学识渊博，是在协和医学院生理系担任主任教授的第一位中国人。坎农对这位出身于书香门第，有着中国学者典型魅力，温文尔雅，学识广博的中国科学家一直非常赞赏，后来他曾在一封信中承认，与林可胜以及协和医学院诸人的友谊是他投身援华活动的重要原因之一。他曾回忆道：

"我感到满意的是，在美国尚未给中国以军事援助之前，我就有幸在美国医药助华会和全美助华联合总会的工作中参与了服务。"

坎农对科学的国际主义以及对科学与民主之间的紧密关系持有坚定的信念。西班牙内战开始后，坎农与其他人共同发起组织了"美国西班牙民主之友会"（American Friends of Spanish Democracy），为孤军奋战的西班牙民主政府一方募集医药援助，1937 年坎农出任该会的医疗分部的全国主席。1937 年秋，中国抗日战争全面暴发后，一些关心中国的美国人发起成立各种民间援华组织，坎农加入了新英格兰地区救济中国委员会（New England Committee for Relief in China），这个组织与后来成立的美国医药助华会（American Bureau for Medical Aid to China）协同开展工作，为炮火下的中国军民提供医药援助。

1938 年 4 月，坎农从一个来访的中国学生那里得到了林可胜的消息，他立刻向当时还驻在汉口红十字会总会的林可胜写信：

"我应该说美国的知识界肯定有百分之九十的人同情当前中国人的斗争……我相信农业国家中国比工业化的日本更能忍受战争的考验。我认为存在这种可能：日本的士气由于在外国土地上长期作战而崩溃。相反，中国人的士气将始终高涨，因为他们在保卫自己的国土。"

林可胜收到坎农的来信后非常高兴，并立即回信说："听说您在帮助我们的红十字会，我太高兴了。我们已经从美国得到了非常有价值的供应，希望它能继续到来。我把我们的标准仪器清单寄给了美国医药助华会的许肇堆医生（Dr. Co Cui），请求他按我们的清单用分装好的标准箱的形式将美国援助寄给我们。款项我们也需要，但如果我们能获得标准箱的稳定供应，我们确确实实会非常感激……"

除了医疗器械，林可胜还希望美国援华组织能设法弄到卡车、卡车零件、汽油、可以安装在木船上的马达——"您了解我们的国家，知道机动运输的必要性。"林可胜还告诉坎农：

"我们的斗志高昂，而且越来越高！我们的人开往前线，虽然他们常常知道他们这一去就不会再回来。人民正在奋起，现在我们还不能给日本人一顿应得的教训，只是因为我们极端缺乏组织、缺乏现代工厂和训练有素的人员。"

坎农在美国积极投入援助中国的工作。罗斯福总统夫人发起中国艺术品义卖活动，他担任了主办委员会的委员，邀请自己的朋友们出席参加；美国医药助华会受颜福庆博士之托为中国的医学院寻找教师，坎农出任组委会的主席；全美助华联合总会成立伊始，策划了一个在美国全境通过无线电广播开展的"中国医药援助日"，医疗分会主席坎农负责召集技术委员会的会议，吁请医学界知名人士提供声明；撤退到大后方的几家中国医学院急需资金重建，坎农任董事的中华医学基金会设法措置……

林可胜在一封信里由衷地表示了对坎农的敬意：

"我已经听说您全家都在为中国工作，现在我又知道即使在假日您也不休息，仍旧为您的朋友奔忙。如果不是有了像您和您的家人这样的一些人，我们不可能建立起我们的组织。"

1941 年 2 月，由于美国报业大王、《时代》《生活》《财富》的主编卢斯（Henry R. Luce）的促成，9 个主要的美国援华团体联合成立了全美助华联合总会（United China Relief，以下简称 UCR）。美国医药助华会因为是这 9 个团体中唯一专门从事医疗救济工作的，合并以后便成为 UCR 的医学分会。坎农于 4 月出任 UCR 医学分会主席。

1941 年，中国的抗日战争进入战略相持阶段已近 3 年，中国军民面对空前的艰难困苦。从这年秋天开始，坎农就筹划着给他远在中国的朋友更多的精神鼓励，他准备提名林可胜为美国全国科学院（National Academy of Sciences）的外籍名誉院士。1942 年春天全国科学院原外事秘书去世，坎农继任补缺，他在任内致力于推动世界范围内的科学合作，所提交的联名报告《科学中的国际关系，其过去与未来的目标及方法一览》成为联合国教科文组织后来工作的一项基础。坎农对林可胜的提名在当年 4 月获得通过。接到消息后，坎农欣喜地通知中华医学基金会的主席罗炳生（Edwin C. Lobenstine）："这是最大的荣誉，是美国科学组织对外国科学家的最高评价。"因为曾经获此殊荣的有知名的外国生理学家谢灵顿、巴甫洛夫、阿德里安等人，还有其他诺贝尔奖获得者。他们把这件事看作不仅是林可胜个人的荣誉，也是对中国人民的支持。两人商定，通过驻重庆的美国大使将获奖证书交给林可胜，以造成更广泛的影响。同时坎农还写信给美国医学会的机关刊物 *Journal of the American Medical Association*（*JAMA*），请求他们将林可胜当选的消息刊登出来。*JAMA* 在当年第 7 期的"医学新闻"栏目发布了该则消息。

1943 年夏天，林可胜迫于政治形势不得不辞去红十字会总队的职务。第 2 年春，坎农接到著名作家林语堂的一连串信函和电报，催促他尽快将林可胜提名为美国医药助华会董事并邀请林来美国，帮助他躲避中国国内的政治风波。美国医药助华会主席、在协和医学院工作过的生化学家范斯莱克（Donald D. van Slyke）出面向林可胜发出邀请。林可胜在美国逗留了 5 个多月，参观了全美各地的军医训练中心，全面了解其组织训练体系。直至林语堂得到国民党政府军政部长何应钦签署的电文"林君可胜，为国效劳，贡献独多，至堪嘉慰。一俟抵渝，当听取报道，以资参考"，林可胜方觉风险已过，在 1944 年 9 月启程回国。为了表彰坎农在这一事件当中付出的努力，当年的美国医药助华会会刊 *ABMAC Bulletin* 特地在 9—10 月号中为坎农刊发了一篇"人物简介"，其中满怀敬意地将坎农介绍为"美国医药助华会董事会的杰出成员、世界著名科学家、教育家、人道主义者"。

从坎农与中国科学家的来往信件中，我们看到他不仅仅作为科学大家在各种学术问题上给予后来者热情的帮助和指导，在抗日战争爆发后，他又作为人道主义的科学家积极投入对中国的各类援助活动，并将之视为科学家应尽的社会责任和科学国际主义的必然要求。回顾这位美国生理学家对中国生理学发展的影响和对中国抗日战争的热情援助，不由使我们感到科学与人文的交融未必尽在于高深的哲理争辩，它常常也可以体现在科学家日常的生活和工作之中。

第六章　　杏林书话

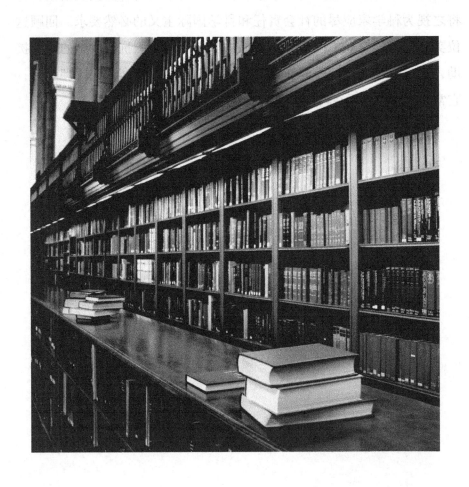

一、《剑桥医学史》：探寻医学的本质和价值

在相当长的时期里，医学史一直被一种简单的实证主义统治着。从文艺复兴至 20 世纪，医学科学技术已取得了辉煌的成就，因此，医学史编撰通常等同于记录成功者的足迹就不足为奇了。于是，伟大医生的传记、医学知识的进步、疾病诊断和治疗技术的突破成了医学史书写的基本格式。近几十年来，西方医史学界对这种 "由医生为医生所写的关于医生的事"（by doctors about doctors for doctors）的医学史编撰传统提出了质疑，认为它可能使医学史研究变为一种过于简单地、漫画式地介绍医学成就和发展的大事年表，而忽视了对医学在社会发展中的地位和影响、医学技术的发展与人们医学观念变化之间的相互关系、人类社会处理健康与疾病问题的历史演变等问题的探讨。因此，推动医学史理论和研究方法上的创新，不断拓宽研究领域，试图通过医学史研究来全方位、多维度地审视医学及其与社会文化的互动关系，成为现代医史学家工作的努力目标。

《剑桥医学史》就是西方医史学家在这一领域所取得的最新研究成果。它以医学的社会特征为出发点，从更广泛的观点解释医学的过去。它不仅从医学的角度，而且也以患者的立场，来考察医学作为人类社会处理健康与疾病问题的历史演化过程。作者精心选择了疾病史、医学的发端、疾病是什么、初级保健、医学·社会和政府、医学的未来等 10 个专题，亘贯古今，纵横涉猎，展开富有历史性、哲理性、艺术性与文采性的阐述，从而展现出医史研究已打破了过去那种简单的传记加叙述的框架，构造起医学社会史、制度史和观念史多维度研究的新格局。《剑桥医学史》的作者将健康、疾病和医学置于当时的社会与文化境遇中进行考察，在论述医学技术发展极大地提高了人类社会生存质量的同时，又揭示了传统上被认为是进步的医疗干预的增加

可能潜在的消极因素，从知识社会学的角度指出了人类的医疗保健活动也深刻地受到社会价值和政治制度的影响，并将医生、患者以及社会经济等均纳入其研究视野，更多地以问题为导向，开展跨学科研究。

这种从以研究"伟大的医生"为主导的传统向研究医学活动中的医生和患者及其境遇的转变，从记录医学的胜利向探讨医学中尚存在的问题的转变，从高歌医学技术的日新月异向沉思关于生与死、健康与疾病观念及其演化历程的转变，贯穿《剑桥医学史》全书。如作者在论述医学理论和技术方面进步的同时，也探讨了人们对于健康和疾病的理解、患者对医学的信赖程度以及对医生的态度、卫生保健制度及公共卫生等方面的问题。作者在充分肯定医学进步造福人类的同时，也一针见血地指出了当代医学所面临的难题，认为："目前在欧洲和美国越来越多的批评声音正不断升高。谴责西方医学体系太技术化取向，太非人格化、太体制化、太高技术化、太科学化、太官僚化，谴责它考虑更多的是医学职业的发展而不是患者的利益。"读后令人视野开阔，耳目一新。

疾病史研究一直是医学史研究中的一个重要领域。《剑桥医学史》在疾病史研究方面也带给人们新的启示。作者不仅从病原理论、临床治疗、流行病学等方面研究疾病史，而且也涉及社会、文化、经济和地理等诸因素对疾病发生、发展及转归的影响，试图勾勒出一幅人类对疾病反应的全景图，极大地丰富了疾病史研究的内容，拓宽了人类研究疾病原因、演化的范围。

探寻医学的本质和价值，呼唤医学的人文关怀是医学史研究和教育的重要目的。作者在赞扬了医学科学和技术为改善人类健康做出的巨大贡献之后指出，尽管医学在 20 世纪已经取得了辉煌的成就，但具有讽刺意味的是，现在对医学失望和怀疑的气氛却更浓。20 世纪 60 年代乐观主义的摇旗呐喊已消失殆尽。青霉素发明产生的激动、心脏移植带来的喜悦、1978 年第一例试管婴儿出生的欢呼已不复存在。存在的是对遗传工程和生物技术发展可能出现后果的恐惧日益增长，对医疗保健非人格化倾向的不满，对不堪重负的医疗费用和卫生资源分配不公的批评。在这种情况下，公众对于科学医学所采用的高技术"能做和将做"的惊恐必定增加。医学有时似乎由主要对发展它的技术能力感兴趣的精英领导，而他们很少考虑它的社会目的和价值，甚至个体的痛苦。患者被看作为"问题"，或等待修理的"生命机器"。作者认为在现代医学中，作为一个治疗者的医生已被作为一个修理躯体的技师所取代是不可取的，因为"那种汽车修理师在告诉你曲轴损坏时所表达的同情方式对患者来说是不够的"。作者进而指出："既能充分应用技术又不丧失人道，才是一种令人满意的卫生保健体系。"倡导这种医疗活动人性化和人道主义精神的观念贯穿全书，反映出作者在高科技发展时代提倡必须高扬人道主义和人文精神的真知灼见。

尤其值得指出的是，作者对医学技术在战争中被法西斯滥用进行了深刻的反思，剖析了德国医学界在使反犹太主义合法化的种族主义的影响下，医学研究人员用囚犯做实验，使医学沦为种族主义工具，救死扶伤的专家变成了大屠杀的刽子手的现象。作者特别强调了"战后，在争论人体实验的伦理问题时，都要提到纳粹的暴行。但是，我们也应牢记日本医生和科学家在中国受害者身上进行的实验，尤其是要记住这样的事实，即美国政府包庇特赦了那些作恶者及其犯下的罪行，以便他们得到了利用有关细菌战资料的特权"。读到此处，我们不禁为之一震，敬佩之情油然而生。作者不仅是医史学者，更是无畏的正义战士！

毋庸讳言，研究医学史、考察医学演化的轨迹，目的是让人们更好地理解医学的现状，为探寻医学的发展道路提供参照。《剑桥医学史》的作者对西方医学与诸传统医学的不同历史背景和发展道路及前景的论述虽篇幅不多，但颇具新见。作者在肯定了"西方医学已日益成为世界上最广泛应用的医学"的同时又指出"西方有越来越多的声音要求回到西方医学传统的起源，同时也开始从东方医学传统中寻求另一种医学的智慧""当前西方出现了替代的、补充的和边缘的医学与科学医学并肩发展的趋势，这是前所未有的""我们期待在未来，世界各国人民能共享其他医学体系的功效和优点。我们将看到它们在探索人群健康的许多方面是互补的"。这些见解在某些方面与某种程度上对我们思考与正确评价我国中、西医学两种不同体系，探求其发展前景与具体道路是可供借鉴的。

《剑桥医学史》由剑桥大学与伦敦大学维尔康医史研究所医学社会学史教授罗伊·波特（Roy Porter）等7位西方医史学界著名学者编著。全书42万字，用铜版纸印刷，图文并茂。该书除正文外，还采用资料插页形式对重要问题与珍贵史料作专门介绍。如此，既保持了章节内容的连贯性，又为读者提供了更为自由的阅读空间，增加了书的生动与活泼性。这些潜心为读者着想的创意，体现出以人为本的思想，可谓独辟蹊径，别具匠心。《剑桥医学史》富含哲理，颇具睿智卓见，不仅有助于医学科技人员和管理干部以史为鉴，更好地思考与总结医学演进的历史经验，把握现实，应对当代医学面临的挑战以及科学地预测与展望未来，而且也为一般公众了解医学的特点与社会职能、发展的趋势与面临的难题以及患者角色与医患关系等重要问题提供了一个很好的窗口。

二、《剑桥世界人类疾病史》:
全球视野下的人类疾病演化

随着全球化日益遍及社会生活的各个领域，它也深刻地改变了人类生存与生活的诸多方面。人类在分享全球化带来的社会经济发展、物质文化生活水平提高的喜悦之时，也面临全球化引发的多重挑战。且不谈历史上历次瘟疫肆虐造成的巨大破坏，甚至文明的断裂，仅从20世纪初的流感大暴发、20世纪中期的脊髓灰质炎流行、20世纪末的AIDS蔓延以及21世纪初的SARS威胁，我们就能清楚地看到疾病全球化对人类社会而言，是一把高悬的达摩克利斯之剑。

面对疾病全球化的威胁，疾病控制的全球化进程也逐步展开。20世纪初国际联盟设立了全球流行病检测网，20世纪中期世界卫生组织的创建为疾病预防和控制提供了一个国际合作的平台。人类历史上第一个被根除的疾病——天花就是疾病控制全球合作的标志性成果。人们已清楚认识到，控制各类严重传染病的流行，都需要国际社会的共同努力。

然而，由于医学专科化的发展，医学家们在深入疾病的细微构造与机制之时，忽视了对疾病整体演化趋势的把握，忽略了疾病的社会文化意义。另一方面，历史学家、地理学家、人类学家和其他研究人员认识到他们对人类社会发展变化的研究，需要了解更多的疾病与生物医学知识，但他们却苦于不熟悉医学的词汇与概念。在这种学科分科日益细化，而人们对知识综合的诉求不断提高的背景下，多学科和跨学科的研究成了现代学术的一个新兴领域，《剑桥世界人类疾病史》就是从这种多学科和跨学科的视角，试图为人们提供一幅人类疾病演化的整体图景。

实际上，早在 19 世纪就有医学家开始尝试从宏观上审视疾病的演化历程及其社会文化影响。德国医学家赫尔希（August Hirsch）在 1860 年代出版了著名的《历史地理病理学手册》。赫尔希收集了大量涉及疾病的病因学和流行病学的历史和地理的信息，为我们呈现了一幅细菌理论诞生之前西方人所知的人类疾病的历史画卷。

当然，人类疾病也具有地域性、文化性特征。不同社会文化背景的人们，对于健康与疾病也有着不同的解释。在文化交往日益频繁的今天，我们也应充分理解和包容不同的健康观、疾病观和生死观。面对疾病的全球化，以往那种仅从个体生物学入手研究疾病发生、发展和转归的路径是远远不够的，人们还要充分考虑到影响疾病的各种社会、环境和生态因素，充分考虑到影响疾病的政治、经济、习俗、宗教因素。在不同的文化交融中，疾病概念的多元化已日益为人们所接受，例如，在东亚，西方医学对于疾病的理解，并没有导致人们放弃原有假设，而是使得观点变得更为复杂。东方医学强调躯体症状与欲望和感情相联系的观念已有几千年的历史，是东亚传统疾病观的核心，但是它们从来没有独立于躯体作为心理概念存在。因此，东亚的患者对于身体的敏感，很可能与长期以来认为身体是生命动态产物的文化传统有关。

自 17 世纪以来，西方医学关注躯体的健康与疾病问题，并不是轻视精神疾病的结果，要否认躯体和精神之间的相互联系，而是承认精神健康与疾病的概念更加难以把握。即便世界卫生组织提出"健康是一种躯体、精神和社会上的完全良好状态，而不仅仅是没有疾病"。医学界却坚信此定义远离了人类的现实王国。何为"精神上的完全良好状态"？何为"躯体上的完全良好状态"？还有"社会上的完全良好状态"更是负载了不同的解读，以至于有人提出仅此一点就足以使得该定义即便不是有害的，也是无效的。

由此可见，健康与疾病的问题不单只是一个生物医学的问题，它也是旷日持久的哲学问题、歧义诸多的文化问题。当我们探讨疾病生物学在有关疾病概念的形成中所扮演的角色时，亦不能忽视疾病也是由构成一个特定社会的那些人的话语和行为来定义的。疾病既是生物学事件，也是反应特殊时代和文化的价值与信仰的一种隐喻。因此，我们当下的关于"疾病"构成的观念可能不同于过去人们的观念或不同于其他地域人们的观念。

在 20 世纪，随着医学技术的发展，人类不仅深入到细胞、基因水平来理解疾病的原因与机制，而且也关注到人类行为、生活方式、环境及生态对疾病发生、发展的重要影响。医学原有学科的分化及新兴学科的涌现，极大地拓展了医学的研究领域，深化了人类对疾病的认识。

《剑桥世界人类疾病史》为我们在全球的框架内考察涉及人类疾病生态学的生物、社会和文化因素，提供一个很好的读本。《剑桥世界人类疾病史》的目的是在比较的和全球的框架内考察涉及人类疾病生态学的生物、社会和文化因素，为医学领域的专家提供具有历史深度的疾病演变图景，为社会科学家和人文学者提供一个可理解的疾病史，同时也可帮助未来一代人从科学的、历史的和社会的维度，了解我们当下对于健康和疾病的理解。从本书的体例便可见到，主编者既有广阔的历史视野，又有对于疾病史专题的深入探讨，加之撰写者均为世界各地该领域著名的专家，本书因此得以涵盖不同文明在各个历史时期里对于疾病及其治疗的观念与实践，同时避免了许多由于语言障碍和文化隔阂所造成的讹误。

因此，《剑桥世界人类疾病史》超越了西方"历史地理病理学"的传统，不仅只是一部疾病史，也是思想史、社会史、环境史和生态史。该书首先阐述了从古至今人类医学的演化历程，介绍了人类迁移、流行病学和免疫学在疾病演化中的相互影响。接下来，该书讨论了东方和西方的疾病概念，以及身体和精神疾病的概念，强调了这些概念的文化特征以及它们是如何随时代而改变的。随后，该书将目光从个体转移到群体，考察了现代医学在预防和控制疾病方面的进展，通过对营养状况、发病率和死亡率的测量，分析了群体健康与疾病的变化。在该书的第五、六部分分别讨论了亚洲之外和亚洲的疾病史，这种划分是颇值得回味的。作者的解释是，西方学者对于欧洲和美洲的疾病史了解的要比世界其他地区要更多一些。以往西方学者编著的医学史与疾病史往往对欧美以及非洲殖民地的疾病论述更多，因为西方观察者有大量的机会去观察这些疾病，而对亚洲，尤其是东亚的情况所知不多。尽管主编者在为中文版撰写的序言中依然对可能存在的西方中心论的观点提出抱歉，但实际上，该书有关亚洲，尤其是东亚的内容已大大增加了。疾病的生态学是目前学界最为关注的问题，《剑桥世界人类疾病史》有专篇讨论之。该书第七部分从生态学视角呈现全球各大洲的生态环境及其不同区域中的疾病特征。最后是按字母顺序论述了 158 种影响人类社会的最主要疾病的历史与地理学。

《剑桥世界人类疾病史》资料丰富、内容精辟，充分照顾到了不同领域不同层次读者的需要。对于医学家，它可帮助他们把握人类疾病的总体趋势，展现一幅具有历史深度的疾病演变图景；对没有受过医学训练的历史学家、地理学家、人类学家和其他研究人员，它深入浅出地介绍了必要的生物医学知识，帮助他们尽可能地理解疾病史。在这一意义上，称其为"世界人类疾病史"，它是当之无愧的。

20 世纪的医学发展飞速，专科林立。仅凭个人的知识与努力是难以完成《剑桥世界人类疾病史》这样的鸿篇巨制的。因此，本书主编博林格林州立大学的肯尼思（Kenneth F.Kiple）教授邀请了世界多国、多领域的专家学者参与编撰工作。他们都是本领域的著名专家和权威学者，代表了当代医学史与疾病史研究的最高水准。1993 年该书出版后，获得了学界广泛的欢迎和好评，并于 1994 年、1995 年、1999 年、2003 年多次再版，成为医学史、科学史、文化史研究的主要参考文献。它也是迄今为止医学史领域最权威、内容最丰富的一部疾病史著作，并可作为一本医学工具书。本书在我国翻译出版，将为促进我国科学史、医学史和社会文化史学科研究起到积极作用。

三、《医生对你隐瞒了什么》：
医学怀疑论能走多远

现代医学在为增进健康、减少疾病提供越来越多的好处的同时，也面临着许多棘手的问题。在过去的一个世纪里，随着一系列严重危害人类生命和健康的传染病、寄生虫病和营养缺乏性疾病得到了有效的控制，人们乐观地相信，不久之后其他疾病也将会被逐步消灭。然而，令人遗憾的是，时至今日，不仅许多慢性病的防治尚未获得令人满意的结果，又遭遇到艾滋病、疯牛病等新的疾病，以及性传播疾病、结核、疟疾等老疾病的复燃，此外，还有医学技术应用中未曾料到的后果：医源性和药源性疾病——由于诊断治疗过程或药物的不良反应而引起的疾病，从而导致人们对医学产生疑惑并提出批评。

在不断高涨的批评浪潮中，林内·麦克塔格特女士《医生对你隐瞒了什么》一书的出版，再次掀起巨大的波澜。作为美国著名的新闻记者和畅销书作家，麦克塔格特以纪实性体裁，披露了现代医学中一些鲜为人知的秘密，使读者感到"在许多情况下，现代医学所谓的治疗措施实际上比疾病本身还要糟糕"。

麦克塔格特自己曾饱尝不明原因慢性病痛的煎熬。由于诊断不明，尽管尝试了形形色色的治疗，却症状依旧，以至于周围的人怀疑她的不适都是凭空想象出来的，她本人也甚至因此而感到绝望。在经历了慢性病的长期折磨后，麦克塔格特对现代医学的治疗效果产生了怀疑，并在另一位对现代医学持批判态度的医学家的鼓励下，开始对医疗实践中的潜在性危险进行时事通报。

麦克塔格特以收集到的诊断、预防、药物和手术治疗中暴露出问题的事例，试图揭示现代医学中不科学的一面。从最普通的血压测量、心电图检查的不稳定性，到 CT 和 MRI 扫描准确性问题；从产前羊水诊断失误到癌症筛检的无效性；从各类插入性镜检的危险性到超声波检查是否无创的问题，麦克塔格特几乎对所有的临床和实验室检查都提出了质疑。胆固醇增高是不是冠心病的真正元凶？传染病的控制是否应当完全归功于疫苗接种？激素替代疗法是不是预防骨质疏松症和冠心病的良方？该书的作者均给予了否定性的回答。作者甚至认为，那些常用于治疗哮喘、关节炎和湿疹等严重慢性疾病的药物，对症状的改善十分有限并可能导致病情更加恶化。医生们热衷推行的各类手术治疗，大多也大可不必。作者在书中引用了大量来自权威机构和学术期刊上的资料以及著名医学专家的言论来佐证自己的观点，无疑增加了本书的批评分量。正如美国医学家基思·芒贝博士所指出，该书到处都是极具颠覆性的信息，无疑是在现代医学领域投下了一枚炸弹。

应当承认，麦克塔格特在《医生对你隐瞒了什么》中所指出的现代医疗技术中的问题基本上是存在的，但关键在于如何看待这些问题。自古以来，医疗就是一项高风险的事业，无论是古代的放血疗法，还是现代的心脏外科；无论是服用草药，还是应用砷汞制剂；或者本书中提到的各类疫苗注射，以及癌症的化疗，都会对人体产生不同程度的不利影响。即便是大众相信的所谓"绿色自然药物""无毒、无副作用”的各类补充营养剂，不恰当的使用不仅无助于健康，甚至会对机体造成伤害。实际上，任何诊断治疗程序都是对正常的生命活动的干预，即便是医生的言语。问题是患者不得不承担这种风险，因为相对患者所患的疾病本身来说这些诊断治疗所造成的不利就小得多了。

医学技术是一个日新月异的发展领域，人类对健康和疾病的认识是一个不断深入的过程。20 世纪 30 年代风行一时的用气胸、膈神经切断术治疗肺结核的方法，早已被淘汰；现代时髦的人工脏器替代，很可能也只是医学史上的昙花一现。美国著名医学家刘易斯·托马斯将这些技术形象地喻为“半吊子技术”，但同时他也承认这种没有办法的办法，往往是医生为挽救患者的生命而不得不做出的选择。因此，在相当程度上，医生并不是有意向患者隐瞒了诊断和治疗程序的潜在危害，而是在两难境地。还有一点需要指出的是，作者在书中强调的诊断治疗程序造成的危害，实际发生的概率是很小的。作者以畅销书的写作风格，对于医学技术尖刻的讽刺，无疑增加了读者对医疗过程的关注程度，更加小心地对待医生要求的诊断检查和开出的药物处方。然而，这种过于夸张的描述实际上可能误导读者，可能导致读者怀疑所有医疗程序的有效性，回避应当的检查而延误病情。

从该书的作者和译者本意看，这是一本写给患者的书籍，然而，或许医生读它更为合适些。实际上，书中所罗列的大多数问题，并不是医生故意向患者隐瞒了什么，而是医生也曾未预料到的。因此，医生读后能从专业的角度注意减少和避免诊断治疗过程中可能给患者带来的不必要的损伤，而作为一般读者，则很难判断书中所提及问题的厉害程度。

此外，该书的中文翻译也存在一些问题，例如，词汇翻译的不统一，可能是两位译者之间缺乏沟通，在书中同一种杂志出现了两个译名，如《柳叶刀》和《手术刀》，《新英格兰医学杂志》和《新英格兰医学期刊》，由此可见其中一位译者对医学不太熟悉。此外，从书中的上下文联系起来看（未读该书的英文原著），有几处将正统医学（orthodox medicine）译为传统医学，是不恰当的，这可能是译者对西方医学的历史背景不太了解。在西方所谓正统医学一般指的是生物医学，也就是我们所说的西医，而非正统医学指的才是传统医学，包括西方的顺势疗法、正骨疗法、水治疗以及中医的针灸和印度的瑜伽等。在其他的有关西方医学史和医学文化的译著中也有类似问题，故在此提出，希望引起译者的注意，以免导致读者的误解。

一般而言，作为畅销的大众读本，是否提供参考文献并不重要，但是本书作者给出的许多事件和结论都来自于权威性的医学期刊。遗憾的是，由于缺乏参考文献，读者无法对书中提及的问题做进一步探究。

我们应当在历史的框架内理解现代医学存在的问题。我们今天生活在一个医学迅速发展但又充满怀疑的时期，指出医学的这些问题并不是为了发泄对医学的怨恨，而是为了使医学更好地为增进人类健康服务。

四、《悬壶济乱世》：
现代医疗卫生改革先驱的战时拯救

战争、瘟疫与饥荒对人类历史的走向有着重大影响。中国现代化的进程便是伴随着战争的破坏与瘟疫的肆虐而艰难地前行。毫无疑问，在应对战争与瘟疫侵袭中，医疗卫生工作具有特殊的地位与重要的价值。那些具有爱国热情和人道主义情怀的医生们，凭借科学知识、精湛技术与奉献精神，为建立中国现代医疗体系、保障民众的健康而倾心尽力，值得我们敬仰与怀念（图6-1和图6-2）。

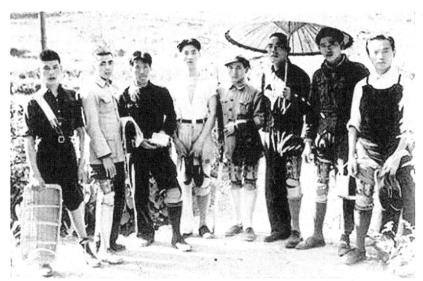

图 6-1　战时卫生人员训练所骨科医院的部分受益者

骨科医院对军民患者进行康复治疗，使其恢复健康。谢希德是医院曾治疗过的一位患者，后来成为一位优秀的物理学家，曾任复旦大学校长

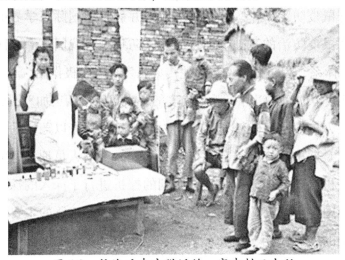

图 6-2　抗战后南京附近的一家农村卫生所

这张照片展现了战后农村基本卫生服务，这位身穿白大褂、面戴口罩的医生的行医方式对围观者来说显然属于新生事物

约翰·瓦特（John Watt）先生的著作《悬壶济乱世：中国医学改革

和现代卫生保障体系的建立（1928—1945）》（简称《悬壶济乱世》），关注战争、瘟疫与中国现代医学体系建立的互动关系，尤其是深入、细致地描述了在中国现代医学体系建立过程中，那些医学精英们，面对政治经济与社会文化多重障碍，在人力、财力有限的困局下，如何调配资源、规划目标，如何通过与高层领导者的政治利益相关联，来阐述国家卫生体系建立的必要性与可能性，并通过模范县镇的实验，以乡村卫生与学校卫生为重点，从理论与实践中探索解决中国公共卫生问题的道路与方法，并取得了卓越的成效。

在中国医学现代化进程中，无论是在疫病控制还是在医学建制化方面，军事医学都占有重要的地位。清末创办的一批军医学堂，如北洋医学堂、陆军军医学堂、海军医学堂等，培养了一批现代医学人才。1910年东北鼠疫大流行，时任陆军医学堂帮办的伍连德率该校学生赴东北展开鼠疫防治工作，取得显著成效并赢得了国际医学界的赞誉。伍连德在鼠疫防治的基础上创建的北满防疫处是我国第一个区域性的卫生防疫体系，为防控鼠疫及其他传染病发挥了积极作用。

抗日战争期间，以林可胜为代表的一大批医学精英加入军队医疗服务体系，为抗战军民的健康尽心竭力。约翰·瓦特以翔实的史料，描述了抗战时期中国红十字会救护总队和战时卫生人员训练所的建立，并对这些机构工作的成效及其所遇到的挫折进行了深入的探讨，尤其通过对中国红十字会救护总队和战时卫生人员训练所的主要领导人林可胜医生的领导才能、主要贡献以及政治纷争等多维度进行考察，揭示了以林可胜为代表的科学人道主义者与国民政府上层尔虞我诈的政治斗争之间的重重矛盾。林可胜的爱国主义理念、对中国百姓保健的关心以及他为中国卫生事业勾画的宏伟蓝图，构成了他的领导风格与人格魅力，赢得了下属的拥戴和国际的支持；但是他对党派意识的冷漠，对共产党的同情，招致上级的猜疑和他人的嫉妒，最后不得不被迫辞职。作者认为，林可胜的遭遇以及之后不少医界人士和公共卫生领袖的类似境遇，不仅仅是由于他们与领导或他人的性格不合，也不是由于科学主义和人道主义改革者的幼稚，而是反映了科学主义和人道主义改革者的远见卓识与政治利益背后驱动力之间的根本差异。这一看法值得品味（图6-3至图6-5）。

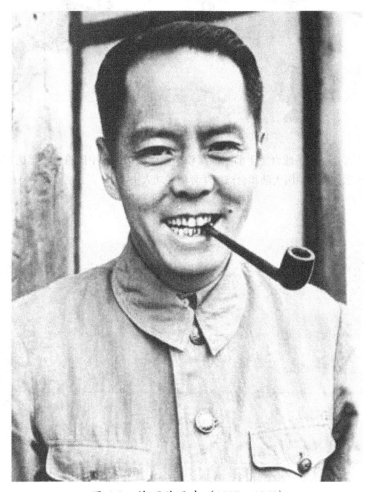

图 6-3　林可胜医生（1897—1969）

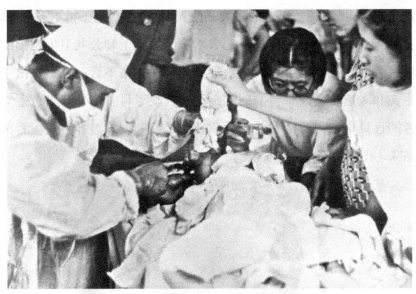

图 6-4　医疗救护总队外科组

　　林可胜医生吸引了成百上千的中国医校毕业生和华侨为中国将士提供医疗救援，其中许多人后来成为中国大陆和台湾医学界的成功人士

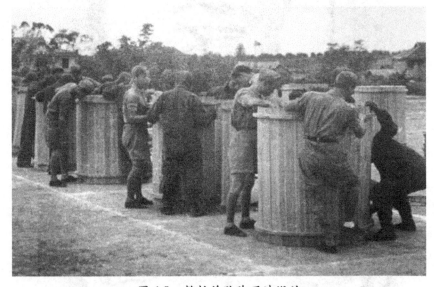

图 6-5　救护总队除虱洗浴站

　　由林可胜医生及卫生工作人员首创，除虱洗浴站成为预防斑疹伤寒、回归热和疥疮的低成本措施

　　《悬壶济乱世》一书从多个视角介绍了抗战期间医疗保健和公共卫生，既论述了抗战主战场上中国红十字会救护总队和战时卫生人员训练所的工作，也勾勒了卫生署在中国西部重整旗鼓，积极推动预防和疫病控制，还介绍了抗战时期延安军民的医疗卫生工作，强调了中国共产党领导对医疗卫生的重视，以及国际医生们对于改善医疗服务所做出的贡献。作者指出，战火的硝烟和经济的凋敝并没能阻止政府、医学界及民众对改善公共卫生和预防疾病的专注，他们以微薄的力量向世人展示卫生工作对于维护人民健康的重要性以及中国医务工作者的智慧与能力。

　　1939年3月15日印度志愿者医生响应朱德的号召来到延安支持八路军的反法西斯斗争，这一号召触动了柯棣华医生的心灵，像白求恩一样，他把自己的生命献给了救护八路军将士和平民百姓的医疗援助事业（图6–6）。

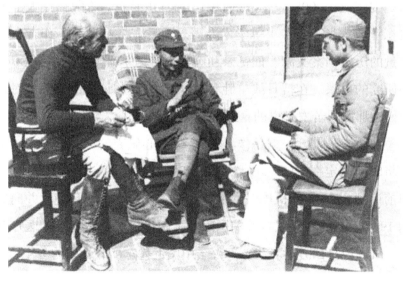

图6-6　白求恩医生（左）与聂荣臻将军（中）会谈

这位加拿大外科医生的战场医术享誉国际，身为加拿大共产党员和坚定的反法西斯斗士，他在为八路军服务的短暂而难忘的医疗事业中找到了人生的真谛

《悬壶济乱世》呈现了医疗精英们将人民的福利置于自己的事业发展、经济利益乃至个人安危之上。在战争创伤和死亡恐惧的笼罩下，他们坚定道德信念、为救死扶伤而无私奉献的生动图景，彰显了人道主义理想之伟大。

约翰·瓦特现任美中医药促进会（American Bureau for Medical Advancement in China）副主席，美中医药促进会的前身为抗日战争时期成立的美国医药援华会（American Bureau for Medical Aid to China, ABMAC），该会由在美华侨和美国友好人士组成，以"人道至上"（Humanity above All）为信条，抗战期间为中国医疗机构提供了宝贵的援助，例如为中国建立了第一所血库并培训了血库专业人员等。约翰·瓦特分别就读于牛津大学、哈佛大学和哥伦比亚大学，获学士、硕士和博士学位，是研究中国史的著名学者，出版有《晚清时期地方官》（哥伦比亚大学出版社，1972）、《卫生保健与台湾发展：1950—2000》（美中医药促进会，2008）、《战时中国的公共卫生》（萨福克大学罗森伯格东亚研究所，2012）等学术专著。《悬壶济乱世》是作者在检阅了大量的历史档案文献、回忆录和医学报告的基础上，花费了 30 余年潜心研究的成果。在抗日战争胜利 70 周年之际，该书的出版是对医学先辈们在那段艰苦岁月里的卓越贡献最好的纪念。

《悬壶济乱世》一书是作者 30 余载潜心研究的成果。尽管该书的标题将时间限定在 1928—1945 年抗战时期的医疗卫生改革，但书中内容向前追溯到 1911 年民国时期的医疗卫生状况和生存环境，并向后延伸到 1945—1949 年战争导致的国家卫生困境以及重建家园的医疗改革设想，可以说是西方学者第一部关于中国近代军事医学史的著作。

五、《程之范医史文选》：学术思想述略

程之范先生从 1948 年在北京大学医学院医史学科实习时就开始从

事医学史工作。1950年毕业后留在医史教研组，历任助教、讲师、副教授、教授，1957—2000年一直负责医史教研室的工作，主讲中外医学史课程。1989年与有关专家组织成立医学史研究中心，任中心主任。1990年被聘为博士研究生导师，是我国西医院校医学史专业唯一的一名博士研究生导师，我国医史学科学术带头人。程先生曾兼任卫生部科学委员会委员，以及《中国科技史料》《自然科学史研究》等杂志编委，《中华医史杂志》总编辑，《中华医史杂志》名誉总编辑，中华医史学会名誉主任委员。

程先生在医学史领域耕耘50余载，为医学史研究和教学的发展倾心尽力，广有建树，主编、参编和审阅的书籍数十部，发表论文百余篇。综观程先生的学术历程，其学术思想主要可概括为以下5个方面。

1. 开拓了中西医学史比较研究领域

中西医学史比较研究是我国医学史研究的一个重要领域，程先生是这一领域的开拓者之一。1981年应日本医史学会会长小川鼎三的邀请，到日本参加"东西方比较国际医史学术研讨会"，会上就中西医学的关系提出了自己的看法，博得与会者的好评。1959年在《中华皮肤科杂志》上发表《中国梅毒病的历史》一文，论证了我国古代并无梅毒，而是16世纪由国外传入的。

2. 弘扬祖国医学的优良传统，反对余云岫思想

自西医传入中国后，中西医问题一直是缠绕我国医学发展的核心问题之一。程先生虽是西医毕业，但能以辩证唯物主义和历史唯物主义观点，看待中西医学问题，认识到从17、18世纪机械论思想影响下发展起来的西医存在的不足，强调中国传统医学依然有其旺盛的生命力。程先生认为中医学需要发展，但反对余云岫提出的"废医存药"模式，

指出了这一模式对中医的极大危害。程先生本人在 20 世纪 60 年代曾与一位老中医学习中医临床，对中医有了更加深入的了解。

3. 医学史研究与社会、经济、文化等的相互影响

为了深入研究医学史，20 世纪 50 年代曾在北京大学哲学系进修中外哲学史。1987 年发表的《回顾 50 年来我国的世界医学史》一文，首次提出医学史的研究应该分为 3 个层次：低层次是历史事实的考释和描述；中层次是将史实联系、分析、归纳；高层次则是用哲学分析史学。

4. 重视医学史教学工作

医学史教学是我国医学史工作者的一项重要而又艰巨的工作。医学史教学既不同于政治课，又不同于解剖、生理等专业课，需要广博的知识、极大的热忱、坚韧的毅力。程先生 1957—2000 年负责医史教研室的工作，使北京医科大学医学史课程一直作为必修课程，而且深受学生的欢迎。程先生十分重视医学史教学工作，1955 年在《光明日报》上发表《医学史课程在我国医学教育中的任务和一些有关问题》，在国内首先提出"医学史要阐述医学的发展规律"的思想。除在本校教学和带研究生外，先后为多所医学院校培养了医学史老师，使其返校后成立了医学史教研室或医史组。无论医学史教学还是研究工作，程先生在国内、国际上都有一定影响。1979 年加拿大麦吉尔大学医史学教授贝司（D.G. Bates）来北京医科大学访问，听到医史教学和研究的内容很感兴趣，回国后，专门写了一篇文章介绍北京医科大学医史教研室的情况，发表在《美国医史学报》上。

5. 关心医学史的普及工作

程先生为中央电视台、北京电视台、《人民日报》、《健康报》、《中国卫生画报》、《健康时报》撰写或提供资料，参加了中国科协

的诺贝尔奖的展览工作，取得了很好的社会效益。

程先生一生以"仁""信"二字为本。"仁"者从人从二，说的是如何处理好人们之间关系的原则，即凡事在考虑到自己的同时，也要考虑到他人。"信"者从人从言，指的是做人应当言而有信。

程先生为医学史的发展和扩大医学史的社会影响，不计名利，为许多专家学者提供医学史资料，并协助有关专家做好专科史的研究。如外科吴英凯、眼科毕华德、儿科诸福堂、消化科郑之田。

程先生自 1956 年以来，多次被评为先进工作者，1989 年获北京市优秀教师的称号，1992 年获北京医科大学最高奖"北京医科大学桃李奖"，1992 年开始享受国务院颁发的政府特殊津贴。1995 年中华医学会成立八十周年时，曾被推选为学会活动积极分子，2000 年中华医学会成立八十五周年时，又被推选为优秀学会工作者。

六、《香港西药业简史》：理解近代药事之钥匙

人类社会的早期，医、药不分家，诸多古代名医亦为药物学家，罗马名医盖伦创制复方药剂被称为"盖伦制剂"，在西方应用已逾千年；汉代名医张仲景被称为"方书之祖"，其确立的方剂理论迄今仍为人们所用；唐代名医孙思邈也被称为"药王"；西方文艺复兴时期医学家帕拉塞尔苏斯创用汞剂治疗梅毒、鸦片酊镇咳止痛。

中世纪欧洲的教堂建有植物园，其中种植的主要是草药。教堂及其附设的医院或诊所成为医疗的中心，人们在那里寻求精神上和躯体上的诊疗。公元 9 世纪初，阿拉伯药师开设独立的药房。当时著名的波斯学者比鲁尼（Al Biruni）指出："药学是医学的助手而不是仆人。"阿拉伯的药师吸收了古希腊、古罗马、印度、中国的医药经验，开发了许多复合合剂，如糖浆、芳香水和酒精制剂等，并传播到世界各地。

中国宋代的"惠民局"与"合剂局"可能是最早的政府设置的药局，不仅将药物供应列为官府管控，而且还颁布了《合剂局方》，为丸散膏丹等的配制确立的标准，许多药方如苏合香丸、紫雪丹、至宝丹等一直沿用至今，对中外药学均有重大影响。西方在文艺复兴时期出现了独立的药店，药剂师既配制药方，也治病疗伤。1240年，德皇腓特烈二世颁布法令将药剂师与医生正式分离。法令强调药剂师需要特殊的知识、技能和责任，是医疗的保证。在英国，1316年伦敦药剂师加入杂货店行会，直到1617年与杂货店行会分离，成立了独立的药剂师学会。欧洲的第一部药典《新处方》（*Nuovo Receptario*）于1498年在意大利佛罗伦萨出版。18世纪初，英国的药剂师成为医学界的合法成员，能够处方和分配药品。随着化学的发展及其对药物制备与配制的影响日渐明显，19世纪大多数的药剂师更愿意称自己为化学家。

　　赵粤先生的《香港西药业简史》试图为读者勾勒一幅香港医药服务变迁的图景。《香港西药业简史》便是从19世纪中叶英国控制香港之后，香港西药业的出现为起点，描述了早期香港监管药师和药品销售的法令均源自英国法律，最早在香港开设药房的也是来自英国的药剂师，直至20世纪初，政府才设立了监管药品质量的实验室。19世纪末20世纪初，香港已成为一个充满商业活力的城市，此间香港的医药业得到了很好的发展机会，在香港创建的屈臣氏药房已在广州、上海等地开设了分号。第二次世界大战期间，日军占领香港，商业萧条，也直接导致所有的西药房关闭。第二次世界大战之后，许多药剂师投身创办药房与制药公司，香港的西药业日益繁荣，药剂业的管理也步入正轨。然而，与医生相比，药剂师无论在数量还是质量上都更显不足，香港大学的药剂学专业由于不能颁发学位而缺乏吸引力，由此导致香港药房长期缺乏合格的药剂师，这种状况直到1989年方有改善。

作者用专门的章节，论述了几位对香港西药业发展具有重要影响的人物，如屈臣氏药房的创办者亨利·堪富利士、抗日战争期间积极参与为赤柱拘留营的英籍公务员和家属运送药品的刘仲麟、为香港药剂事业培养人才并推进药剂事业发展的雷耀光等。通过一个个生动的小故事，让读者了解到香港西药业发展的成就与荣耀以及曲折与艰辛。

药物供应与药事服务是一个常常被人们忽视的领域，赵粤先生凭借自己对药学史的热爱，利用业余时间，为读者打开了一个了解香港近代以来药业发展的窗口，是值得钦佩与赞扬的。作者还为该书配制了许多珍贵的历史图片，有助于读者更加直观地感受历史的变迁。随着我国医疗卫生事业改革的深入，药事服务在基层医疗保健服务中将发挥更重要的作用，赵粤先生的《香港西药业简史》也会对读者认识与理解药事服务的社会价值与现实意义提供一个参照。

七、《意识的宇宙》：你思故我在

在人类探索自身奥秘的漫长历史岁月里，大脑一直是最神秘的、难以触及的地方。意识是什么？始终是人们最为关注、争论最多的一个问题。虽然早在公元前 4 世纪，亚历山大里亚的医学家希洛菲利就曾指出，脑是神经系统的中心和智慧之所在。但遗憾的是，由于大脑结构与功能的复杂性，在相当长的时期里，人们只能是通过黑箱方法认识其功能。自法国哲学家笛卡儿提出物质与精神是截然不同的二元论之后，有关意识问题的探究似乎成了哲学家们的领域。尽管在有关意识的学说中，难以回避大脑的物质基础，但人们基本上赞同这一观点，即意识由大脑中的物理事件产生，但不能还原为这些事件，而是从这些事件中凸现出来的，正如水的性质是由两个氢原子和一个氧原子化合而成的，但不能直接还原为单个氢和氧的性质。因此，关于意识的理论几乎都是哲学思辨推理的结果。科学家们则大多退避三舍，转向研究物质世界的问题。

直至 20 世纪，随着现代科学的巨大进步，科学家再次进入有关意识的研究领域。实验技术的发展为研究大脑的高级活动提供了极大的便利。通过这些技术，科学家为人们勾勒出大脑的景象：神经解剖学展示了人脑中的丘脑皮质系统、皮层附器和弥散性投射价值系统等 3 个主要拓扑结构与大脑功能之间的复杂性关系；脑电图、脑磁图可测定由几百万个神经元同步活动所产生的微小电位和电流；脑电诱发电位和脑磁诱发电位可以记录神经元对反复刺激的反应；正电子发射断层扫描（PET）和功能磁共振成像（functional magnetic resonance imaging，fMRI）可以得出高精度的脑代谢和脑血流的空间相对变化。应用现代神经科学这些成果来建构意识问题的理论，成为 20 世纪下半叶神经学家和神经生物学家最富有挑战性的工作。

20 世纪 70 年代末，一批从事分子生物学研究的顶尖学者转向神经生物学领域，如 DNA 双螺旋结构模型的建立人之一、诺贝尔生理学或医学奖获得者克里克以及《意识的宇宙》的作者、1972 年诺贝尔生理学或医学奖获得者埃德尔曼。克里克从视觉意识的研究入手，探讨意识的神经相关物以及梦的机制问题。而埃德尔曼从免疫分子的结构转向研究细胞程序的调节机理，特别是细胞生长的控制和多细胞生物的发育。在研究中，他发现了有助于引导动物完成外形和结构程序的细胞黏附分子（cell adhesion molecules，CAMs），这种分子在神经系统的形成中具有重要作用。这一发现促使埃德尔曼进一步对大脑结构和高级功能进行相关性研究。

埃德尔曼（Gerald Edelman）和他的同事托诺尼（Giulio Tononi）在所著的《意识的宇宙：物质如何转变为精神》中，为我们呈现了他们关于意识问题的发现和理论。该书是埃德尔曼关于神经与意识研究的成果。此前，埃德尔曼已出版了《神经达尔文主义》《拓扑生物学》《记忆中的现在》等多部探讨意识问题科学机制的著作。作者在本书中，进一步深化了意识的研究，成功地将神经生物学知识和主观经验联系起来。他们在神经解剖学的基础上，强调了意识是一种特殊的脑过程，这种过程既是高度统一的，又是高度复杂的。

与哲学家的理论建构所不同的是，作者将他们的理论建立在神经解剖学的坚实基础上，以此作为探讨意识形成的神经生物学过程的出发点。埃德尔曼和托诺尼通过分析大脑中的 3 个主要拓扑结构，即丘脑皮层系统、皮层附器和弥散性投射价值系统，所形成的神经元之间的联结，以及由这些联结形成的通路，认为它们是形成意识的关键——"再进入"（reentry）——的主要结构基础。也就是说，各种刺激信号沿着这些通路传进或传出，使分布各处的脑功能得以整合。作者强调了意识经验与同时分布在脑的许多不同区域的神经元群的神经活动有关，并不是脑的任何单个区域的专利。作者认为意识活动是一种整体性活动，是大量神经元通过"再进入"过程迅速地产生相互作用，如果阻断这些再进入相互作用，意识的许多方面就会完全消失，而意识本身也会缩小或分裂。

然而，作者也与那些将意识与神经结构对应起来研究的科学家有明显区别。许多神经科学家在争论皮质的哪个区域，甚至哪些特殊的神经元在意识产生过程中发挥作用，试图通过解剖研究来寻找脑的哪一部分结构与意识有密切关系。埃德尔曼和托诺尼则与这种基于还原论的研究策略相反，他们并不期望单单靠精确地确定脑中的特定部位，或是了解特定神经元的内在性质就能够解释意识经验问题。他们认为意识产生于整个大脑，例如，它不能在一个特殊区域里被查明，而需要大脑多处的神经活动。作者在书中提供了许多事例和解释来支持这个论点。

"再进入"是埃德尔曼和托诺尼在本书提出的一个重要概念，所谓"再进入"就是大脑中的神经信号沿双向通路在神经元之间的传进和传出的过程。在大脑皮质各区域的大量神经元通过交互的、会聚的和发散的联结通路而联结起来，这些通路把散布各处的区域联结到某一局部区域，或是相反。这些通路80%以上存在两个相反走向的纤维，是"再进入"的解剖结构基础，从而使分布在各处的脑功能得以整合。在大脑各处的神经元群之间强烈而快速再进入相互作用的同时，这种快速相互作用的神经元群的活动模式也在不停变化，并且彼此能比较清楚地区分开，从而形成意识经验。因此，作者认为大脑不同于计算机的工作原理。

在论述了意识形成的神经解剖学基础之后，埃德尔曼和托诺尼转入讨论意识形成的机制问题。他们通过引入"神经群选择理论"（theory of neuronal group selection，TNGS）进一步论述了大脑与计算机工作原理上的区别，由此突出了脑的"个别性"和"多变性"。而正是这种"个别性"和"多变性"构成了意识状态分化性和多样性的基础。所谓"神经群选择理论"的主要假设是：神经元通过"发育选择"形成极其多种多样的回路集合，而又通过"经验性选择"使神经元突触的联结强度发生变化，其中一些回路比其他路径更占优势，再通过"再进入"使各个脑区在不断交互联结上传送信号而在时空上得到协调。

在《意识的宇宙》中，埃德尔曼和托诺尼以大量例子显示了大脑是如何被研究的，展示了科学家对物质转变为精神现象的热情探求。作者根据他们的大脑功能理论，给出了一个有趣的和密切相连的意识图像。作为科学家，他们对自己提出的理论假设保持谨慎的态度，他们强调更多的是一种思考。

《意识的宇宙》作为一本高级科普著作，结构清晰、观点明确、描述准确，作者以比较通俗的写作风格和形象的比喻，引导读者走过迷人的、令人兴奋的旅程。虽然本书涉及许多复杂的神经生物学问题，但作者对许多难点给予了清晰的解释，一些技术性的细节讨论放在书后的注释中，并有大量的参考文献，使得非专业人员也不畏惧。因此，该书适合从非专业人员到学者不同水平的人阅读。此外，全书每一章都有一个科学论文式的摘要，有助于那些首次接触意识和神经生物学问题的读者能在阅读全书前有个大概了解。

在哲学史上，意识问题是最困难和争论最多的问题，而《意识的宇宙》的作者期望通过自己的科学研究，将意识的解释建立在坚实的神经生物学的基础之上。他们以锐利的思想和原创性精神成功地应付挑战。该书出版后好评如潮，甚至有学者认为这本著作将成为这一领域的经典。

在埃德尔曼和克里克等人的努力下，已有越来越多的不同领域的科学家进入意识问题的科学研究。科学家们在这里向人们表明，揭开大脑的奥秘，了解人类精神活动的物质结构和作用机制也是科学的目标所在。

八、《药物简史》：另一种药物指南

人类对药物的认识，应当比医学知识还要早。人们只能猜测最早的药物是如何发现的。神农尝百草的传说，暗示了我们的祖先经历了探寻药物的艰难历程。在公元前 3000 年至公元前 2000 年，在古埃及、古巴比伦以及古代中国，人们已获知某些植物——如番泻叶、西瓜瓤、蓖麻油——可用来作为泻药，某些矿物可用来作为收敛剂、防腐剂，动物的某些部分也可作为治疗物，如牛脾、猪肝和熊胆等。

不过，《药物简史》的作者并没有去追溯人类如何认识和应用这些自然药物的悠久历史，而是直接切入近代，只谈近代以来的药物发现和发明，而且概括了几乎当今人们日常使用的主要药物，难怪作者在前言中需要首先声明"本书不是药物指南"。不过，读过该书后，我以为将本书作为药物指南也未尝不可，或许人们通过此书对药物的理解要比读一般的药物指南更加有用一些。

作者将牛痘接种术作为近代药物的起点，以基因药物作为全书的结尾是颇值得玩味的。在过去的药物学书籍中，疫苗等生物制品不在其中，近年来，生物制品在预防、诊断和治疗疾病中的作用日显突出，似乎显示出作者对当代药物发展趋势有很好的把握。实际上，本书的写作不是传统书斋式的历史资料的梳理、编撰，作者在写作中访问了诸多的药物学家，以及许多著名的制药公司，从而使得本书的内容更加具体、更加实际。这可以看作口述史与药物知识科普的一种很好的结合。

近现代药物发展的历史与传统药物的发展是完全不同的，这或许是作者直接切入近代药物学史的另一个理由。传统药物是基于经验的发现和升华，现代药物更侧重于基于原理的设计。疾病理论是药物发展的基础，所谓"药物设计"（drug-design）指的是研究人员根据从分子水平对疾病过程的认识，在机体内的某个部位，一般是与细胞的某个分子群或某种酶发挥作用，精确无误地干预某种疾病的过程。这一点在"疾病的细菌学理论"对预防和治疗感染性疾病药物的研究中彰明较著。由此，疫苗和抗毒素产生了，随后是化学药物和抗生素。

德国著名医学家埃尔利希设想应有一些物质能特异性地抑制细菌而不伤害正常机体。埃尔利希曾与科赫及贝林一起研究过血清的治疗作用，贝林成功地从血清中获得了白喉抗毒素并因此荣获第一届诺贝尔生理学或医学奖。血清疗法一时成为抗感染的首选治疗。然而，不久人们发现血清疗法的效力并没有原来预想的那么好。埃尔利希认识到需要寻找新的抵抗细菌的方法，并提出可以用"化学治疗取代血清疗法"。埃尔利希受细菌染色的启发，希望找到一些既能与微生物结合又不与人体或动物体内的正常细胞相结合的物质。治疗梅毒的药物"606"的发现，证明了他天才设想的价值。此后，药理学沿着他的思路迅速发展起来。

古希腊名医希波克拉底有一句著名论断，医生的作用是协作机体恢复自然自愈力。究竟什么是机体的自然自愈力？长期以来人们并不十分清楚。免疫学的发展，人体内神经—免疫—内分泌系统的相互关联机制的发现，机体自然自愈力的奥秘逐渐得以揭示。该书作者对这一问题也颇为关注，有三章来叙述人体的免疫物质、激素和神经介质在疾病治疗中的意义与价值。免疫学家们坚信，总有一天免疫学的进步将会使人们有可能战胜大多数重大疾病，甚至癌症也将被征服。

增强抵抗力可以防治一些疾病，抑制抵抗力也可以用来防治一些疾病。例如，对于重症肌无力、风湿性关节炎、多发性硬化、系统性红斑狼疮等自身免疫性疾病以及器官移植后的免疫排斥反应等，可以应用免疫抑制剂来治疗。人体疾病的复杂性带给我们对生命与疾病本质的更深层次的思考。

与一般医学史不同的是，本书作者在叙述科学家对药物发现和发明的历史贡献时，也强调了制药公司的重要作用。实际上，每一种药物的研制史也可以看成是一个制药公司的发达史。白喉血清成就了赫希斯特公司，磺胺成就了拜耳，青霉素使默克跃升为世界上最大的制药公司之一，环孢素的发现使桑多茨公司闻名于世。

第二次世界大战之后，制药工业发展迅速。到 1980 年，在美国的前 50 强企业中，约有 10 家是制药公司，在英国、德国及欧洲其他国家也基本如此。每年有数以百万计的化合物被合成，用来检验其药物特性和抗微生物的性能。一般在 6000 种新合成的化合物中，只有 1 种能克服重重障碍，投入临床实验。一种新药物从设计到进入临床应用要花费 10 ~ 12 年的时间和 2 亿美元的巨额资金。这或许多少能解释为什么现代药物越来越贵。

新的药物即便经过严格筛选被批准进入临床使用后，依然要密切注视药物可能出现的毒、副作用。有些药物的不良反应只有在使用几千次后才能被发现。因此，作者指出埃尔利希所提出的只对病原体或病变部位发生作用而不损伤正常组织细胞的"魔弹"，或许只是人们的美好愿望，在临床治疗中，仔细权衡得宜和风险永远是必要的。没有风险的生命是不存在的。因此，作者认为，为了使人们能正确地认识药物，了解药物使用和毒副作用，科学家与民众的对话是必要的。这或许正是曾在制药公司工作过，又做过记者和电视节目制作人的作者，认为自己能担此重任的原因所在。

九、《技术史》：技术史研究的转变

上海科学技术教育出版社引进出版的 7 卷本《技术史》，由国际科学史研究院前院长、英国著名科学史和医学史家查尔斯·辛格等人主编。实际上，《技术史》最初的构思为 5 卷本，从史前技术的发端至 19 世纪为止。后 2 卷则是在时隔 20 年后增加的，内容主要是 20 世纪上半叶的技术发展。

作为医学史研究者，我注意到前 5 卷与后 2 卷之间的一个差别，即在 20 世纪部分增加了医学技术的内容。在《技术史》第 1 卷的前言中，主编者特意提到了"不打算将物质文明的历史作为一个整体呈现给读者，而是将注意力集中于其中的一个方面——事物如何被做或东西如何制造的历史"。因此将"医学的发展、建筑的发展和某些其他艺术的发展"排除在外，而且这些学科已有了"充分的论述"。一般而言，无论从知识体系上，还是从编写技术上，编者的这种解释都是具有说服力的，不过，作为主编之一的以医学史研究而著名的辛格在考虑略去医疗技术的内容时，是否还有其他考虑呢？

虽然目前几乎所有的科学史家和部分医学史家主张医学史是科学技术史的一个分支，但仍然有部分学者坚持科学史并不能囊括医学史的全部。实际上，对这个问题的看法在科学史学科的建制化之初就存在着深刻的分歧，当乔治·萨顿雄心勃勃地建构科学史大厦之时，亨利·西格里斯却声称"医学不是，并将永远不是科学的一个分支，如果人们坚持要称医学是一门科学的话，那么它应当是一门社会科学而不是自然科学"。颇为有趣的是，医学史与科学史和技术史之间始终保持着一种微妙的张力。尽管少有人对这种现象进一步追问，但从学科建制上存在着某种平行：在大学里2个学科都有独立的教席，有独立的研究机构、学会、杂志和国际组织，并且从设立时间上看，往往是医学史领先科学史一步。有学者将这种现象戏称为"科学史家的帝国主义"与"医学史家的分离主义"之争。我们不由得猜想，或许这也是辛格等人在编撰《技术史》时省略医学技术的一个潜在原因？

《技术史》的编者在定义"技术是什么"时指出，从词源学上，技术（technology）一词指的是系统地处理事物或对象。在英语中，是指近代（17世纪以来）人工构成物，被发明出来用以表示对（有用的）技艺的系统论述（《技术史》第1卷前言），但编者所应用"技术"的含义，包括如何做一件事或如何制作一样东西，并扩展到做了一件什么事或制作了一样什么东西的描述，实际上包括了技艺（art）、技能（skill）、技巧与手艺（craft）。若是以狭义的技术衡量，19世纪之前，医学技术基本是仅限于一些简单的外科器具和制药工艺，19世纪最重要的诊断工具也不过是能观察病原体的显微镜和由两节空心木棍组合成的听诊器之类，但是以广义的技术而言，医学技术的范围就非常广泛了，即便在《技术史》编者们基本略去医学内容之后，《技术史》中技术与医学之间的紧密联系依然清晰可见。作者在叙述古埃及人制作化妆品的油膏时，指出古埃及人认为"油是治疗身体的药物"，指出化妆品源于宗教、巫术和医学的需要，讨论了与木乃伊的制作密切相关的防腐技术的发展等问题。

　　除了这些远古的遗事，我们真正知道的一个医学与狭义的技术携手并进，甚至成为技术推动力量的时期，应该要算是化学从炼金术脱胎出来的17世纪。为了找到包治百病的神奇良方，医生和炼金术士们（这两类人的界限在当时并不怎么清晰）在秘室中孜孜不倦地煮石引丹，由此得到的对许多物质化学性质的认识为近代化学铺下了最初的基石。这一段时期的历史在这套《技术史》中也已经述及。然而在那之前和之后，医学技术与本书所记载的其他技术的关系，主要还是一种下游产品与上游产品的关系：人们制造，人们制成物品，在此过程中获得的关于材料和工艺、技能和诀窍的知识，代代相传，由近及远，当医生们接触到其中的一些内容，他们就将它运用到自己的治疗活动中去，有时是基于对上游技术的深入了解，更多的时候全凭摸索和经验，例如早在16世纪就已经被人们用于治疗寄生虫类疾病的盛酒的锑杯。另一方面，医疗活动中的那些极具社会性的侧面，又是很难纳入纯粹的技术史叙述的范围的。从这一点来看，本书为我们展现的技术史的面貌或许正可作为一种历史事件的参考系，与国外已经出版的各种大部头的医学史相互映衬，彼此补充。

实际上，任何学科之间的划分都是人为的，是一种便于叙述或研究的策略，或者说，也是一种社会的建构。在科学技术史研究范式转变的影响下，后 2 卷的编撰思路也有所变化。一方面，是编者将医学技术纳入到技术史的体系之中。一个有趣的现象是，几乎与此同时，世界许多大学里的科学史与医学史教学与研究机构也纷纷合并或联合，如约翰霍普金斯大学医学院医学史研究所与约翰霍普金斯大学的科学史系融合组建了科学史与医学史系，英国牛津大学威尔康医学史研究所与伦敦大学学院融合以及哈佛大学科学史系与哈佛大学医学院的医学史的联合等。虽然两者间未必有直接的因果关系，但我们不难看出人们希望通过学科融合来推动科学技术史教育与研究的深入。从后续出版的此书最后 2 卷中，我们的确也发现了科学技术史研究的这一转向。例如第 7 卷就有较多的篇幅留给 20 世纪医疗技术的发展。另一方面，编者不仅讨论了科学技术各学科的发展，而且也强调科学技术的社会影响和文化意义，指出"战后科学技术的发展，并非总是有益于人类"（《技术史》第 6、7 卷前言），应当避免对技术进步的盲目乐观。

上海科学技术教育出版社的这套《技术史》，体裁宏大、编撰严谨，翻译编写的过程中动用了技术史各个领域的专家。出版这样一部虽然有益于久远，但短时期显然不会带来很大经济效益的巨著，出版家的魄力不可谓不大。目前国内在医学史的领域还没有哪一种工具书或论著堪与这套《技术史》相比肩，望着书案上这皇皇 7 大卷，羡慕之心油然而生。

参 考 文 献

[1] 菲利普·亚当，克洛迪娜·赫尔兹里奇. 疾病与医学社会学 [M]. 天津：天津人民出版社，2005.

[2] http://www.academie-francaise.fr/les-immortels/les-quarante-aujourdhui, 2014-10-14.

[3] 国务院新闻办公室. 中国人权发展 50 年 [N]. 光明日报，1999-02-28.

[4] 梁浩材. 社会医学 [M].2 版. 长沙：湖南科学技术出版社，1999: 42.

[5] 杨菊贤，杜勤. 从心血管疾病的美国模式看肿瘤的中国模式 [J]. 医学与哲学，1999, 20(12): 19-21.

[6] Golub ES. The Limit of Medicine[M].Chicago: The University of Chicago Press, 1997: 209.

[7] 张大庆. 整体医学：从观念到实践 [J]. 医学与哲学，1988, 12: 1-3.

[8] Jonsen AR. The Birth of Bioethics[M]. Oxford : Oxford University Press, 1998: 13-19.

附　录

人类重大瘟疫及防治成果年

公元前 430—前 427 年：雅典暴发瘟疫

公元 165—169 年：安东尼瘟疫

541—544 年：贾斯廷鼠疫

1346—1355 年：黑死病在欧洲暴发

1400 年：米兰设立卫生局

1546 年：法兰卡斯特罗《论传染病》出版

1793 年：黄热病在费城流行

1796 年：琴纳证明牛痘疫苗可预防天花

1817 年：第一次霍乱流行（1824 年第二次流行；1839 年第三次流行；1863 年第四次流行；1881 年第五次流行；1899 年第六次流行；1961 年第七次流行）

1842 年：查德威克《英国劳工卫生状况》出版

1848 年：英国实施义务接种天花疫苗

1861 年：巴斯德发现厌氧菌

1875 年：英国颁布《公共卫生法》

1876 年：科赫发现炭疽杆菌

1881 年：巴斯德研制成功炭疽杆菌疫苗

1890 年：贝林和北里柴三郎研制成功破伤风和白喉抗毒素

1897 年：罗斯发现疟原虫

1910 年：埃尔利希发现 606（抗梅毒药），现代化学治疗的开端

1919 年：流感世界大流行

1923 年：卡脉特和盖林发明预防结核病卡介苗

1928 年：弗莱明发现青霉素

1935 年：多马克研制成功磺胺药

1940 年：弗洛里和钱恩研制成功青霉素

1943 年：瓦克斯曼研制成功链霉素

1948 年：世界卫生组织（World Health Organization，WHO）建立

1956 年：萨宾发明脊髓灰质炎疫苗

1967 年：发现流行性出血热病毒

1976 年：发现埃博拉病毒病

1980 年：人类根除天花

1981 年：发现艾滋病

2000 年：脊髓灰质炎在世界基本被控制

2003 年：SARS 流行